肖俊杰　主编

生命脉动

探索生命科学前沿

上海大学出版社
·上海·

图书在版编目(CIP)数据

生命脉动：探索生命科学前沿 / 肖俊杰主编. —
上海：上海大学出版社，2020.5
ISBN 978-7-5671-3841-4

Ⅰ.①生… Ⅱ.①肖… Ⅲ.①生物医学工程—高等学校—教材 Ⅳ.①R318

中国版本图书馆 CIP 数据核字(2020)第 065099 号

上海高校课程思政教育教学改革试点项目(整体试点校)

责任编辑　石伟丽
封面设计　柯国富
技术编辑　金　鑫　钱宇坤

生命脉动：探索生命科学前沿
肖俊杰　主编
上海大学出版社出版发行
（上海市上大路 99 号　邮政编码 200444）
(http://www.shupress.cn　发行热线 021-66135112)
出版人　戴骏豪
*
南京展望文化发展有限公司排版
上海华业装潢印刷有限公司印刷　各地新华书店经销
开本 787mm×960mm　1/16　印张 14　字数 156 千
2020 年 5 月第 1 版　2020 年 5 月第 1 次印刷
ISBN 978-7-5671-3841-4/R·11　定价 38.00 元

版权所有　侵权必究
如发现本书有印装质量问题请与印刷厂质量科联系
联系电话: 021-56475919

本书编委会

主　编　肖俊杰
副主编　贝毅华　梁雅君
编　委　王丽君　李　进　邓嘉莉

总 序

  作为上海市首批高水平地方高校建设试点、教育部一流学科建设高校,上海大学秉承钱伟长教育思想,始终坚持社会主义办学方向,坚持立德树人根本任务,深化对"为谁办大学、办什么样的大学、怎样办大学"的认识,扎实办好中国特色社会主义高校。2007年,学校首创思想政治理论课"项链模式",曾获国家级教学成果奖二等奖。2014年,学校首开"大国方略"选修课,提升大学生政治认同和文化自信,引领其在"国家发展和个人前途的交汇点上"思考未来,规划人生,上海大学也因此被誉为"中国系列"课程的发祥地。学校先后开发"创新中国""创业人生""时代音画""经国济民"等课程,形成系列。教学团队受到中宣部、教育部和上海市多次表彰。全国千余所高校前来取经交流,团队应邀赴全国各地密集推广。2018年,团队获评上海市教学成果奖特等奖和国家级教学成果奖二等奖。

  面对AI浪潮,依托上海市思想政治理论课名师工作室——顾晓英工作室和上海市课程思政教学科研示范团队——顾骏团队,学校全新打造了"育才大工科"——人工智能系列通识选修课程。"人工智能""智能文明""量子世界""人文智能""智能法理"和"生命智能",联通科技与人文,对接国家战略,为中华民族的伟大复兴培养有担当的智慧学生。

5年来，系列课程已集聚150位名师大家。他们讲大道明大势，立足学科优势，用习近平新时代中国特色社会主义思想铸魂育人。100多名企业创始者走进"创业人生"课堂，让大学生零距离感悟新时代的创业机遇与挑战。同名9门慕课上线超星尔雅平台，已有选课高校千余所，选课学生数十万。"大国方略"系列课程成为上海大学课程思政教育教学改革整体校建设的源动力和助推器。

"课程思政"首次见诸报端是在2016年10月30日《文汇报》头版关于"大国方略"系列课程研讨会的报道中。同年12月，习近平总书记在全国高校思想政治工作会议讲话中，强调"用好课堂教学这个主渠道""其他各门课都要守好一段渠，种好责任田，使各类课程与思想政治理论课同向同行，形成协同效应"。2017年初，"课程思政"被写进教育部文件。同年，上海大学获评首批上海高校课程思政教育教学改革整体校。学校成立课程思政教学改革领导小组，教务处具体负责相关工作。

2017年起，学校立项70门课程思政"一院一课"试点课程，从中遴选出"科技与伦理"等10门作为首批示范课程。2019年，学校立项60门课程思政"一专业一课程"，从中择优18门作为第二批示范课程建设项目。

做好课程思政工作关键在教师。学校通过教师教学沙龙、工作坊、经验交流会等对教师作了分层分类的培训，着力增强教师的育德意识与育德能力。通过征集课程思政教学案例、建设"特色亮点课堂"、组织思政"第一课"、举办微课教学比赛，组织公开课观摩课，学校扎实推进课程思政建设工作。学校立项课程思政系列丛书，固化教研成果。

2019年7月，上海大学成功入选上海高校课程思政领航计划（整体改革领航高校）。社会学院、文学院、理学院、机自学院、材料学院、经济学院、美术学院等成为首批7个重点改革领航学院，"大国方略"

系列课程教学团队成为 13 个特色改革领航团队,"开天辟地"等 122 门课程成为精品改革领航课程。作为领航校,学校将从综合实力较强的一级学科尤其是"双一流"学科入手,增强教学团队,系统挖掘和梳理学科中蕴含的思政教育元素,编制相关学科课程思政教学指南,做到"学院有部署、团队有亮点、课程有特色、教师有出彩、学生有收获"。

课程思政是全方位行动,学校已基本形成"学校党委统一全面领导、党委宣传部抓总营造氛围、教务处研究生院负责课堂落实、院系主体具体推进、各部门密切协同、教师主体作用充分发挥"的工作格局。2019 年下半年,结合"不忘初心、牢记使命"主题教育,上海大学做全做细做实做亮课堂教学主渠道的立德树人工作。而今在上海大学,"门门课程有思政,教师人人会育人,党员个个当先锋"的课程育人风景正在形成。在这风景里,有课程思政团队,有课程思政名师,有课程思政金课,还有凝聚着名师智慧、体现一流课程质量的课程思政精品力作。

顾晓英
2019 年 12 月 23 日

前 言

"人类同疾病较量最有力的武器就是科学技术,人类战胜大灾大疫离不开科学发展和技术创新。"2020年3月2日,习近平总书记在北京考察新冠肺炎防控科研攻关工作,为更好地运用科学力量打赢这场没有硝烟的战争指明了方向。而生物学作为一门基础学科,正是生命科学技术的理论基础。

1953年,以沃森(J. Watson)和克里克(F. Crick)提出DNA双螺旋结构为标志的分子生物学研究,开启了生物学的蓬勃发展时代。中国在生物学的研究领域起步较晚,但在生物学发展历史上有着许多重要的成果:1965年,中国科学家第一次人工合成具有与天然分子相同化学结构和完整生物活性的蛋白质——结晶牛胰岛素,开辟了人工合成蛋白的时代;1990年,以王振义院士和陈竺院士为代表的团队将反式维甲酸应用于急性早幼粒白血病的治疗,使患者的五年无病生存率超过90%;2015年,屠呦呦教授凭借青蒿素成为首位获得科学类诺贝尔奖的中国人。

在当今世界,我国的科学家在各个生物领域中发挥着重要的作用。无论是在2003年与SARS病毒的战役中,还是在新冠病毒肆虐的今天,科学研究都是一条静悄悄的战线,但也是至关重要的一环。科学家们与时间赛跑、同病魔较量,他们坚持向科学要答案,夜以继日地率先完成基因序列的测定、完成对蛋白质结构的解析,更是在疾病疫苗的研制和药物的研发上频频发力。这些成就都将在生物学研究上留下越来越多的印迹。

党的十九大报告明确提出,"加快一流大学和一流学科建设,实现高等教育内涵式发展"。"双一流"的建设目标是要求培养具有高素质专业能力的大学生。高校作为重要的人才培养基地,应紧密围绕人才培养的基本要义,以提高人才培养质量为核心,以国家和地区的战略需求为导向,不断构筑学科高原高峰,成为世界一流、特色鲜明的大学。梁启超在《少年中国说》中说过这样一句话:"少年智则国智,少年富则国富,少年强则国强。"大学生正处于个体生理和心理迅速发展的时期,其个体智力也达到顶峰。对于社会颇为重视的这一特殊群体,我们应该给予他们什么样的教育是高校课程改革一直在思考的问题。

通识教育注重学生价值观的塑造和公民健全人格的建立,而这些在我们大学生教育的现有教学体系中尚有欠缺。因此我们希望大学生通过学习"生命脉动"这门课程,能获得更多的核心知识,对文科和理科的基础知识都有一个基本的认识,同时成长为终身具有好奇心、想象力和批判性思维的人。

本教材是作为上海大学通识课"生命脉动"的配套教材而出版的,"生命脉动"课程是上海大学在全面实施大类招生以及通识教育改革背景下开设的一门通识课。该课程将基本生物学常识以及生物学的前沿研究进展以深入浅出的方式进行教授,从而帮助学生在本科阶段能够初步建立对生命知识体系的基本认知与框架,学会运用自己的常识和科学的思维方法独立思考、解决问题。本教材在编写过程中,对于医学相关的章节参考了相关的专业教材,当然在编写过程中难免存在错误,敬请读者批评指正。

肖俊杰
2020 年 3 月于上海

目 录

第一章　生命在于运动 / 001

　　一、引言 / 003

　　二、运动的意义 / 003

　　三、运动的分类 / 005

　　四、运动背后的科学 / 007

　　五、如何进行科学的运动 / 011

　　小结 / 015

　　思考与练习 / 016

　　本章参考文献 / 016

第二章　吃出健康 / 021

　　一、引言 / 023

　　二、食物营养简介 / 024

　　三、健康搭配和科学饮食 / 027

　　四、日常饮食禁忌 / 034

　　五、食品相关热点问题 / 035

　　小结 / 038

　　思考与练习 / 038

本章参考文献 / 038

第三章 "触手可及"的常见病 / 041

一、引言 / 043

二、抑郁症 / 043

三、心血管疾病 / 046

四、呼吸系统相关疾病 / 050

五、消化系统疾病 / 056

小结 / 060

思考与练习 / 060

本章参考文献 / 060

第四章 再生科学的奥秘 / 065

一、引言 / 067

二、认识再生 / 068

三、了解干细胞 / 071

四、干细胞研究 / 073

五、社会伦理 / 079

小结 / 080

思考与练习 / 081

本章参考文献 / 081

第五章　心脏再生之路 / 087

一、心脏再生研究的历史 / 089

二、心脏再生的途径 / 090

三、中国的心脏再生研究 / 101

小结 / 104

思考与练习 / 104

本章参考文献 / 104

第六章　走进现代健康诊断方式 / 109

一、中医诊断 / 111

二、现代影像学诊断 / 114

三、现代分子诊断学 / 120

四、未来医学诊断 / 123

小结 / 126

思考与练习 / 127

本章参考文献 / 127

第七章　化验单的秘密 / 129

一、引言 / 130

二、常规化验 / 131

三、生化检验 / 137

四、其他检验 / 145

小结 / 149

思考与练习 / 149

本章参考文献 / 149

第八章　肠道的健康帮手 / 151

一、引言 / 152

二、微生态学概念 / 153

三、肠道微生态系统 / 154

四、捍卫肠道菌群的方法 / 161

小结 / 164

思考与练习 / 165

本章参考文献 / 165

第九章　认识癌症 / 169

一、引言 / 170

二、癌症的本质 / 171

三、致癌基因和抑癌基因 / 177

四、肿瘤的侵袭和转移 / 183

五、癌症的治疗 / 188

小结 / 192

思考与练习 / 192

本章参考文献 / 193

第十章 切割基因组的"手术刀" / 195

一、引言 / 196

二、巨核酶介导的基因组编辑技术 / 197

三、锌指核酸酶介导的基因组编辑技术 / 198

四、转录激活效应核酸酶介导的基因组编辑技术 / 200

五、CRISPR/Cas9 介导的基因组编辑系统 / 201

六、基因组编辑技术的应用 / 203

七、基因组编辑相关的社会伦理问题 / 205

小结 / 206

思考与练习 / 206

本章参考文献 / 207

第一章
生命在于运动

生命从何而来，这是人类一直在思考的问题。《庄子·知北游》中说："人之生也，气之聚也。聚则为生，散则为死。"庄子认为，人从"气"而来，聚在一起形成生命，而若"气"散，则人死。大家所熟知的《吕氏春秋》也提到生命的由来，其中的《尽数篇》写道："流水不腐，户枢不蠹，动也。形气亦然，形不动则精不流，精不流则气郁。"从这些关于生命的语句中，可以看出古人认为生命在于时刻运动。无论生命是什么形式，运动都是维持生命不变的真理。

法国思想家伏尔泰在年轻时体弱多病，为强身健体，他经常参加运动进行锻炼，使身体渐渐强壮起来，最终寿至84岁。基于自身的经历，他提出了"生命在于运动"的口号，号召人们要经常运动，以达到健康长寿的目的。

一、引言

关于生命的起源,古人提到运动。而关于生命的延续,古人也认为运动是必不可少的。古时留下来的有关运动的俗语就有:"饭后百步走,活到九十九""运动好比灵芝草,何必苦把仙方找""人怕不动,脑怕不用"等等。这些具有代表性的俗语都说明了运动的重要性。东汉医学家华佗更是创造了"五禽戏"供人们强健身体。"五禽戏"是模仿虎、鹿、熊、猿和鸟的动作姿态创作而成的一系列韵律动作,经常操练可以达到运动全身的目的。

2016年10月,中共中央、国务院印发《"健康中国2030"规划纲要》。该纲要指出:新中国成立以来,特别是改革开放以来,人民的健康水平和身体素质持续提高。同时,工业化、城镇化、人口老龄化等问题也日益凸显。人民健康依然是党和国家高度重视的问题。其中,完善全民健身公共服务体系、广泛开展全民健身运动、促进重点人群体育活动如实施青少年体育活动促进计划等内容均已被列为加强健康教育的重要方面。身体健康不仅关乎个人的生存和生活,同样也关系到整个国家的建设和发展。因此,科学运动应该被重视起来。接下来我们将从多个方面剖析科学运动的具体含义。

二、运动的意义

1. 运动对于生理健康的意义

运动能够从生理上改善机体功能。运动主要影响机体的运动系统、心血管系统以及呼吸系统。

运动对运动系统功能的改善主要包括：促进骨骼的生长发育；使骨骼增粗，提高骨骼的机械性能；增加骨关节面的密度；增加骨骼肌的最大收缩力和持续收缩时间等。

运动有利于心血管系统功能的改善。1899年，瑞典医生汉森（Hensen）通过叩诊发现滑雪运动员心脏肥大，并把因运动引起的肥大心脏称为"运动员心脏"。这种肥大与心脏病理性的肥大不同。它们虽然同样表现为左心室增大，但是运动产生的心脏生理性肥大可以提高心脏的功能，具体表现在增加心搏量、增加对氧的摄入，以及保证持续运动时心脏的高效工作。运动引起心脏的生理性肥大为运动改善心血管疾病提供了生理基础。近年来，运动防治心血管疾病受到大家的关注，目前的研究认为运动可以增加心肌的侧支循环生成，从而改善血液的灌注和分布。同时，运动引起的外周骨骼肌和自主神经系统的改变也能影响血液的流动，改善心脏功能。

运动对于呼吸系统的改善则主要表现在增强呼吸肌耐力、提高肺活量和加深呼吸深度等方面。

2. 运动对于心理健康的意义

古医有云："怒伤肝、恐伤肾、思伤脾、忧伤肺。"这说明的是情绪对机体健康的影响。我们现在对于"健康"的要求也不仅仅是指躯体的健康，更为重要的是心理的健康。健康的心理主要表现为：智力正常，善于协调与控制情绪，具有较强的意志力，适应和改造环境，保持人格的健康完整以及心理行为符合年龄特征等。

运动具有调节情绪的作用，适当的运动可以起到放松精神、减轻压力、强化身体应对压力的能力、淡化敌意、增强集中力和记忆力等多方面作用。除了调控情绪，运动对于促进心理健康的积极效应还表现在以下几个方面：① 帮助完善个性特征；② 塑造优秀的自我特性；③ 培养自信心；④ 激发进取心；⑤ 改善认知功能；⑥ 防止身心疾病等。

3. 运动对于防治疾病的意义

中国疾病预防控制中心的专家指出，一个有良好运动习惯的80岁的老人死亡风险要比一个缺乏运动的60岁的人低。运动可以使乳腺癌发病风险降低50%、结肠癌发病风险降低60%、痴呆症发病风险降低40%、心脏病和高血压发病风险降低40%、Ⅱ型糖尿病发病风险降低58%。与运动不足的患者相比，经常参加运动的患者在医疗花销方面减少将近30%。

心脏康复是目前心血管疾病患者常用的治疗方法。同济大学附属同济医院心内科专家车琳的长期研究表明：运动可以改善心血管功能，而康复运动能改善老年病患者的生活质量。车琳已有多篇关于运动的科研成果发表在相关杂志上，如《老年心血管疾病运动康复研究进展》《个性化运动处方对高血压前期人群血压影响的研究进展》等。她建议，老年心血管病患者应进行个体化的康复运动，以达到最好的运动疗效。

三、运动的分类

根据人体运动时骨骼肌代谢过程的不同，可以将运动分为三大类：有氧运动、无氧运动和混合氧运动。有氧运动，即在运动过程中吸入的氧气与需求相等、以糖的有氧代谢为主要供应能量的运动方式，如打太极拳、慢跑、骑自行车、游泳等都属于有氧运动。而无氧运动则是在肌肉"缺氧"的状态下所进行的高速、剧烈的运动方式，有氧代谢此时已经不能满足身体的需求，于是糖就进行无氧代谢，以迅速产生大量能量，如俯卧撑、举重、跳远、拔河等都属于无氧运动。混合氧运动，顾名思义，是以有氧代谢、无氧代谢混合供能为主的运动方式。大多数球类运动如打篮球、踢足球、打羽毛球等属于混合氧运动。以下将深入介绍一下三种运动方式的特点。

1. 有氧运动

有氧运动一般是富有韵律性的运动，且运动的时间较长，一般保持在 15 分钟以上，运动强度在中等以上。在有氧运动的过程中，氧气能充分燃烧（氧化）体内的糖分，消耗体内脂肪。有氧运动可以达到消耗体内脂肪的目的。以减肥为目的的运动锻炼，每周有氧运动的频率需达到 3～5 次，每次运动时间不少于 30 分钟。

在进行有氧运动的时候，可以通过一些简单的手段来监测自己的运动效果。首先需要了解自己的运动心率。有氧运动的适当心率为：$(220-年龄)\times(60\%\sim85\%)$。我们可以把"220-年龄"记为 R 值，最低锻炼强度为 $R\times60\%$，这是产生锻炼效果所需要的最低心率。适度锻炼强度为 $R\times70\%$，这是产生锻炼效果的适度心率。最大锻炼强度为 $R\times(75\%\sim80\%)$，这是进行锻炼可取的心率上限。对于年龄在 50 周岁以上并伴有不同程度慢性病史的人，运动中适宜心率为 $(170-年龄)\times(60\%\sim80\%)$。同时，这类人应当更注意自己的运动强度，最好在医生指导下制定专业的运动处方，以防止危险发生。

2. 无氧运动

无氧运动是短时间的高速、剧烈运动,体内的糖分解不能满足身体对于能量的需求,进而需要依靠"无氧代谢"。此时,代谢物质只能是糖类,而非脂肪和蛋白质,所以无氧运动不能达到减脂的效果。但是,无氧运动有利于训练机体的肌肉强度、力量与爆发力。

从生物化学角度分析,有氧代谢时,充分氧化一个分子的葡萄糖能产生 38 个 ATP 的能量。而无氧酵解时,一个分子的葡萄糖仅产生 2 个 ATP 的能量。无氧运动产生的副产品乳酸,堆积在细胞和血液中,成为人体的"疲劳毒素"。长时间的无氧运动,会造成人体疲乏无力、肌肉酸痛、呼吸、心跳加快和心律失常。所以在进行无氧运动时应注意运动的量,切忌过度运动。

3. 混合氧运动

混合氧运动以有氧代谢、无氧代谢混合供能,是一种较好的运动方式。在运动的过程中有氧无氧交错有助于增强体质,使身体更能适应各种应变的需求。因此,混合氧运动能全面锻炼身体,比单纯有氧运动更能调节人体机能。

除了上述分类方式外,运动还存在其他的分类方式,如分为奥运项目和非奥运项目,竞技运动、娱乐健身运动和康复运动等。

四、运动背后的科学

目前,各种运动形式层出不穷,人们也日益重视进行有规律的体育锻炼。但是运动背后的科学解释并不为大部分人所知。很多围绕运动有益于健康的机制解释，至今仍是科研界争论不休的难题。

1. 代谢相关

各种形式的运动都会增加脂肪的氧化，但只有长时间中低强度的有氧运动，脂肪消耗的比例才最大。对于将减肥作为运动目的的人来说，目前较为一致的观点认为，增加体力活动与限制热量摄入的行为治疗可有效减轻体重，改善肥胖引起的代谢障碍。有氧运动已被证实可以促进脂肪酸氧化供能，提高胰岛素敏感性，改善糖脂代谢，调控多种肥胖相关基因的表达。另有研究证实，有氧运动可以抑制脂肪合成过程，促进异化作用。长期适当的运动训练能够增加AMPK（腺苷酸活化蛋白激酶）和CPT-1的活性与表达水平，并引起儿茶酚胺类激素的分泌增加，这都有利于脂肪的代谢。有氧运动可以促进骨骼线粒体对游离脂肪酸的摄入，提高线粒体氧化相关酶的表达和活性，促进脂肪分解。不仅如此，肥胖患者体内会产生对胰岛素的抵抗，而运动可以改善细胞膜胰岛素受体的结合力。

此外，科学家还发现被称为"运动因子"的IL-6在运动诱导的生理代谢中起着重要作用。Ⅱ-6被报道在几乎所有不同类型的细胞中均有表达。在静息状态下，Ⅱ-6在骨骼肌极低表达，而运动可以促进其显著升高。IL-6表达上调可加速葡萄糖的氧化分解，而且可以促进脂肪动员，促进脂肪酸分解氧化，抑制脂化，在代谢的积极方面起到重要作用。总之，运动可以加快体内的代谢水平，特别是有氧运动可以加快脂肪非分解代谢。同时，运动有利于调节体内的代谢紊乱，使机体的代谢情况趋于稳定。

2. 氧化相关

在人体内存在大量活性氧（ROS），如氧离子、过氧化氢、氢氧根离子等。ROS 在正常和病理细胞中均存在，低浓度的 ROS 对于维持细胞正常生理功能意义重大，而过高的 ROS 对细胞具有损伤作用。细胞大分子（DNA 和 RNA）与 ROS 的持续反应是大量疾病和衰老的病理学机制之一。同时氧化应激可造成细胞内组分的大量破坏。研究发现，适当适度的 ROS 在维持干细胞干性以及缺血预适应对于心脏损伤的保护中都起了关键作用。而大量 ROS 会引起氧化应激损伤，使器官发生严重损伤。

在运动时，若持续以最大强度进行运动，氧耗可增加到平时的 20 倍，肌肉纤维中的氧耗可增加 100 倍。长时间以此强度进行运动，极易产生严重损伤。在进行力竭运动时，机体各器官的内稳态严重失衡。心肌细胞缺血缺氧，大量自由基产生，血清和心肌 MDA 显著增加，线粒体结构出现损伤，心肌细胞肌小管断裂，心肌细胞出现凋亡。

大强度力竭运动会引起线粒体出现各种形式的氧化损伤，从而导致以呼吸链缺损和解耦联为标志的线粒体能量转换的下降。但是在进行有氧运动时，骨骼肌中 ROS 生成增加，这会提高抗氧化酶的适应性。长期有氧练习可引起抗氧化酶发展适应性变化，从而提高线粒体氧化应激能力。另一方面，有规律的有氧训练可以提高机体谷胱甘肽（GSH）的含量，特别是大强度长时间的有氧训练。GSH 除了直接和间接参与体内许多功能活动外，还可以拮抗氧化性毒物。GSH 一方面可以直接与毒物分子及其代谢产物结合降低毒物毒性，另一方面可通过氧化还原反应降低毒物的过氧化能力,使机体免于氧化性损伤。这都表明,长期的、有规律的有氧训练可以改善机体的抗氧化能力,提高细胞抗凋亡能力,延缓衰老。

3. 生长免疫等相关

研究表明,运动对机体的肌肉生长有积极作用。长期规律运动会引起衰老肌肉中 IRS1、Akt、FOXO1 的生肌信号增强。该通路可能通过抑制泛素蛋白酶体途径分解代谢,并提高合成代谢,拮抗少肌症,缓解肌肉流失。虽然运动对血清骨钙素、B 型血清碱性磷酸酶和Ⅰ型前胶原羧基端前肽等骨骼形成生化指标的影响不尽相同,但总体来说,运动对骨骼具有积极影响。近年来,研究发现成年已分化心肌细胞也具有再次分裂的能力,虽然这种能力很弱,但是这对临床医学的再生治疗极具意义。最新的实验室研究揭示,运动可诱导 microRNA‐222(miR‐222)的表达,进而促进心肌细胞的生长和增殖,同时 miR‐222 对心脏不良重塑和缺血性损伤后的功能障碍也有一定的保护效应。此外,运动也可通过控制其他非编码 RNA 等来调节机体生理功能,对机体产生保护作用。

在人体免疫方面,适度的运动训练能够有效应对机体心理、生理应激,提高机体免疫功能。中等负荷的运动训练可抵抗机体应激时免疫功能的下降。

4. 其他研究

运动除了影响各个器官本身之外,也可以使得器官分泌一些因子,通过血液循环影响远处的器官。此外,外泌体也在运动的器官保护中起了关键的作用。如运动被发现可以促进骨骼肌分泌鸢尾素（Irisin），促进白色脂肪向褐色脂肪转变，对于减轻肥胖和治疗糖尿病具有重要的意义。有趣的是，运动分泌的鸢尾素被发现与包括心力衰竭在内的多种疾病的诊断或者预后判断相关。增加鸢尾素的水平被发现可以保护心脏缺血再灌注损伤所致的心室重构不良。近期研究也发现，鸢尾素在运动保护阿尔茨海默病中也发挥着关键的作用。此外，运动促进释放的其他骨骼肌因子、肝脏因子和脂肪因子也在运动的器官保护中起着重要作用。

五、如何进行科学的运动

2013年的一项流行病学统计表明，非酒精性脂肪肝在中国的患病率达到15%，并呈逐年上升的趋势。其中，约27%城市人口的肝脏脂肪性病变与肥胖及代谢综合征相关。非酒精性脂肪肝的病患增加，很大程度上跟人们缺乏运动相关。随着社会的发展及生活水平的提高，人们认识到想要拥有健康的身体，运动必不可少。但是实际生活中，人们对于运动常常有很多认识误区，例如"以一次性的剧烈运动代替常规运动""不胖不瘦，不需要运动""哪个部位肥胖，就集中锻炼哪里"等等。为了避免大家陷入运动误区，以下将从三个方面讲解如何进行科学的运动。

1. 遵循体育锻炼的一般原则

（1）循序渐进原则

在进行科学运动的时候，我们一定要按照从小到大、由易到难的原则逐渐增加运动时间和强度。开始运动前,最好先进行热身活动,让身体慢慢进入运动状态。很多人以为要想有效果就要马上进行剧烈而大量的运动,其实不然,因为机体无法立即适应活动量大的运动,反而会产生疲劳感,进而引发运动者对于运动的厌倦。所以要想健康运动,必须遵照循序渐进的原则。

(2) 全面持久原则

与专业竞技运动员不同,普通人并不需要单独强化某一项体育运动。而真正有助于机体健康的运动方式也是对机体整体、全面、协调的锻炼。所以在选择运动项目的时候,应该多样化,充分利用不同运动项目的优势,全方面地锻炼机体。持久性原则也就是要求人们经常性地、有规律地锻炼身体。一次性的运动往往不能对机体产生深远的影响,要想保持身体体力和精力的旺盛,就必须坚持长期规律的运动。

(3) 安全有效原则

保障人身安全是我们运动之前首先要考虑的,这里主要包括运动装备、运动场地、运动环境的安全。同时为了达到有效运动的目的,运动负荷要恰当,不能过强,避免安全隐患。

2. 合理安排运动时间和运动强度

(1) 合理安排运动时间

每个人所适合的运动锻炼时间并不相同,以下将从清晨、下午和晚上三个时间段介绍一下如何在不同时间进行科学运动。

清晨,大脑皮层处于抑制状态,通过体育运动可以激活大脑的兴奋性,有助于开启一天的工作和学习。另外,刚起床这段时间肝脏中只有小部分的糖原,在运动过程中,能量消耗逐渐变为以燃烧脂肪为主,所以需要减肥的人群可以选择在清晨运动。同时考虑到清晨运动一般为空腹锻炼,运动时间和运动量都不宜太大,最佳的运动方式为瑜伽、太极、有氧操等有氧运动。

下午下班、放学后的这段时间特别适合进行强度稍微大一些的运动。这不仅可以增强体质,而且可以缓解一天紧张工作、学习后的疲劳。这段时间肌肉处于最佳的状态,血压相对较低,适合进行全身性的运动锻炼。对于心血管疾病患者来说,下午运动也是最安全的,有研究表明这段时间的心血管疾病发病率和肌肉劳损率都最低。此时最佳的运动方式为游泳、跑步和骑动感单车等。

晚餐后至入睡前的这段时间进行体育运动,不仅可以强身健体,还可以促进机体消化吸收。晚上运动强度不宜过大,心率应控制在120次/分钟。同时为避免影响夜间休息,一般应该在睡前1小时结束运动。

(2) 合理安排运动强度

美国运动医学会根据耗氧量与最大吸氧量的百分比提出运动强度的概念。而心率与最大吸氧量之间存在相应关系,可以根据心率来评价运动的强度。最大锻炼强度、适度锻炼强度和最低锻炼强度的标准在前文已有介绍,人们可以按需选择。无特殊需求情况下,建议进行适度锻炼强度或最低锻炼强度的运动。过多进行最大锻炼强度运动会增加紧张、焦虑等不良情绪,反而对身体不利。

在运动频率方面,一般每周2~4次为好,每次持续时间在30分钟左右,一个完整的运动方案应该包括至少8~15周的有规律运动。

3. 因人而异，避免安全隐患

科学运动还要求根据锻炼者的年龄、性别和身体状况的不同，有针对性地进行体育锻炼，避免因为选择不当产生安全隐患。

（1）年龄

青少年处于身体发育的关键时段，身体素质较好，可以选择的运动项目较为广泛，但也要避免对抗性过强的运动，减少运动引发的损伤。随着年龄的增长，机体的各个器官都开始发生功能性退化，所以中老年人一般应选择动作柔和、简单、容易控制的运动。

（2）性别

男性比较重视肌肉体格的锻炼，可以进行举重、拳击等体育项目，通过特定身体部位的强化训练可以提高机体的肌肉比例。而女性则更注重身材形体的塑造，对于身体韵律更有禀赋，因此健美操、瑜伽等柔韧性项目多为女性所青睐。

（3）个人身体状况

因人而异的科学运动，还需要考虑运动者的自身状况。有的人有坚持运动的习惯，本身身体素质良好，所以在从事高强度运动方面会有较好的表现。而身体孱弱或刚开始运动的人则不能立即从事超长时间和超大强度的运动。健康人群可以从事一般的运动项目，但是对于大病初愈或处于康复运动时期的患者，应以恢复身体机能为主，活动量不要过大。

（4）"酸加、疼减、麻不练"运动标准

合理运动的三大标准是：酸加、疼减、麻不练。这要求我们及时了解自己的运动状态以避免安全隐患。运动开始，身体会有酸胀的感觉,这是肌肉中代谢产物乳酸堆积产生的结果。这是在提醒你适当加点运动量,慢慢降解乳酸,酸楚的感觉也会减轻。这就是所谓的"酸加"。"疼减"的意思是如果在运动的过程中出现疼痛感,很有可能是身体细小的肌肉纤维或者韧带出现了损伤,此时则要减少运动量,以免引发炎症,发生病症。凡是在运动过程中身体某一部位有发麻的感觉,应立即停止锻炼。身体发麻说明该部位已经丧失了感觉和运动的功能,再坚持锻炼容易产生更深程度的伤害。这就是所谓的"麻不练"。找到发麻原因后,可以改变运动方式或者换成其他运动项目进行身体锻炼。

从不同代谢过程的特点出发,选择适宜的运动强度、次数和休息间歇才能迅速提高运动能力。当然,除了以上几项原则外,注意运动时补水并合理搭配营养,也有助于科学运动,达到运动的最佳效果。

小结

生命在于运动,并不是要求在规定的时间里完成规定的运动量,除了竞技比赛所需的运动训练外,运动对大部分人而言更多的是一种放松休闲活动,帮助人们在强身健体的同时放松心情,娱乐身心,让自身的内在与外在均达到最佳状态。本章主要从运动对于机体生理以及心理健康的重要意义出发,介绍了运动的主要分类以及运动背后的科学解释,然后介绍了进行科学运动的基本原则和建议。希望通过本章的学习,大家能够更好地认识运动并积极运动起来。

思考与练习

1. 运动对于机体生理健康的意义是什么？
2. 运动的主要分类有哪些？
3. 举例说明运动促进身体健康的科学依据。
4. 进行科学运动需要遵循哪些原则？

本章参考文献

[1] 钱建龙.体育运动与身心健康[M].武汉：武汉大学出版社,2006.

[2] 贾晓宏.运动不足是最大的"流行病"[N].北京晚报,2015-08-24(10).

[3] 李伟,张元峰,张雷,等.心率对应运动负荷等级指标的研究[J].哈尔滨师范大学自然科学学报,2008,24(5)：99-102.

[4] 季宇彬,于洪伟,汲晨锋.细胞内代谢产物堆积对机体疲劳的影响[G].药学发展前沿论坛及药理学博士论坛论文集,2008.

[5] 黄叔怀.试论体育运动的分类体系[J].体育科学,1991(6)：13-16.

[6] ROMIJN J A, COYLE E F, SIDOSSIS L S, et al. Relationship between fatty acid delivery and fatty acid oxidation during strenuous exercise[J]. Journal of applied physiology, 1995, 79(6)：1939-1945.

[7] 魏冰,白厚增,靳一哲,等.运动、EGCG 和肉碱对肥胖大鼠体重、内脏脂肪及肝脏 CPT1 表达的影响[J].中国运动医学杂志,2012,31(4)：331-335.

[8] AOI W, NAITO Y, HANG L P, et al. Regular exercise prevents high-sucrose diet-induced fatty liver via improvement of hepatic lipid metabolism[J]. Biochemical and biophysical research communications, 2011, 413(2)：330-335.

[9] DURANTE P E, MUSTARD K J, PARK S H, et al. Effects of endurance training on activity and expression of AM P-activated protein kinase isoforms in rat muscles[J]. American journal of physiology-endocrinology and metabolism, 2002, 283(1)：178-186.

[10] FROSIG C, JORGENSEN S B, HARDIE D G, et al. 5′-AMP-activated protein kinase activity and protein expression are regulated by endurance training in human skeletal muscle[J]. American journal of physiology-endocrinology and metabolism, 2004, 286：411-417.

[11] TIKKANEN H O, NFIVERI H K, HARKONEN M H. Alteration of

regulatory enzyme activities in fast-twitch and slow-twitch muscles and muscle fibres in low-intensity endurance -trained rats[J]. European journal of applied physiology, 1995, 70: 281 - 287.

[12] TUNSTALL R J, MEHAN K A, WADLEY G D, et al. Exercise training increases lipid metabolism gene expression in human skeletal muscle[J]. American journal of physiology-endocrinology and metabolism, 2002, 283: 66 - 72.

[13] 陈吉棣. 运动营养学[M]. 北京: 北京医科大学出版社, 2002: 20 - 30.

[14] BRADLEY N S, SNOOK L A, JAIN S S, et al. Acute endurance exercise increases plasma membrane fatty acid transport proteins in rat and human skeletal muscle [J]. American journal of physiology-endocrinology and metabolism, 2012, 302(2): 183 - 189.

[15] SALVADOR A, FANARI P, DWORZAK F, et al. Respiratory and metabolic responses during exercise and skeletal muscle morphology in obesity[J]. Sport science health, 2004(1): 47 - 54.

[16] PEDERSEN B K, STEENSBERG A, FISCHER C. Searching for the exercise factor: is IL - 6 a candidate? [J]. Journal of muscle research and cell motility, 2003, 24(3): 113 - 119.

[17] STEENSBERG A, VAN HALL G, OSADA T, et al. Production of IL - 6 in contracting human skeletal muscles can account for the exercise-induced increase in plasm a Il - 6 [J]. Journal of physiology, 2000, 529(1): 237 - 242.

[18] STEENSBERG A, KELLER C, STARKIE R L, et al. Il - 6 and TNF-a expression in, and release from, contracting human skeletal muscle [J]. American journal of physiology-endocrinology and metabolism, 2002, 283(6): 1272 - 1278.

[19] KELLER C, STEENSBERG A, HANSEN A K, et al. Effect of exercise, training, and glycogen availability on Il - 6 receptor expression in human skeletal muscle [J]. Journal of applied physiology, 2005, 99(6): 2075 - 2079.

[20] FEBBRAIO M A, PEDERSEN B K. Muscle-derived interleukin - 6: mechanisms for activation and possible biological roles[J]. FASEB journal, 2002, 16(11): 1335 - 1347.

[21] PETERSEN E W, CAREY A L, SACCHETTI M, et al. A cute Il - 6 treatment increases fatty acid turnover in elderly humans in vivo and in tissue culture in vitro [J]. American journal of physiology-endocrinology and metabolism, 2005, 288(1): 155 - 162.

[22] VAN HALL G, STEENSBERG A, SACCHETTI M, et al. Interleukin - 6 stimulates lipolysis and fat oxidation in humans[J]. Journal of clinical endocrinology and metabolism, 2003, 88(7): 3005 - 3010.

[23] JI L L. Exercise and oxidative stress: role of the cellular antioxdant systems [J]. Exercise sport science reviews, 1995: 135 - 166.

[24] 程时, 丁海勤. 谷胱甘肽及抗氧化作用今日谈[J]. 生理科学进展, 2002, 33(1): 85 - 90.

[25] MEYDANI M, EVANS W J. Free radicals, exercise, and aging[J]. Aging (Milano), 1997, 9(1 - 2): 12 - 18.

[26] MUSHA H, NAGASHIMA J. Myocardial injury in a 100 km ultramarathon [J]. Current Therapeutic Research, 1997, 58(9)587 - 593.

[27] PHANEUF S, LEEUWENBURGH C. Apoptosis and exercise[J]. Medicine and science in sports and exercise, 2001, 3: 393 - 396.

[28] KYTO V, LAPATTO R, LAKKISTO P. Glutathione depletion and cardiomyocyte apoptosis in viral myocarditis[J]. European journal of clinical investigation, 2004, 34(3): 167 - 175.

[29] LEEUWENBURGH C, HOLLANDER J, LEICHTWEIS S. Adaptations of glutathione antioxidant system to endurance training are tissue and muscle fiber specific[J]. American journal of physiology, 1997, 272: 363 - 369.

[30] MARIN E, KRETZSCHMAR M. Arokoski, J. Enzymes of glutathione synthesis in dog skeletal muscles and their response to training[J]. Acta physiologica scandinavica, 1993, 147: 369 - 373.

[31] SCHAFER F Q, Buettner. G. R. Redox environment of the cell as viewed through the redox state of the glutathione disulfide/glutathione couple[J]. Free radical biology and medicine 2001(30): 1191 - 1212.

[32] 程时, 丁海勤. 谷胱甘肽及其抗氧化作用今日谈[J]. 生理科学进展, 2002, 33(1): 85 - 90.

[33] 宋玉果, 王涤新. 谷胱甘肽作为脂质过氧化损伤指标的研究[J]. 中华预防医学杂志, 1999, 23(5): 317 - 319.

[34] 王平远, 高丽, 许豪文. 运动及衰老过程中线粒体 ROS 机制的探讨[J]. 山东体育学院学报, 2003, 19(2): 36 - 39.

[35] 王今越, 王小虹, 冯维斗. IRS1、Akt、FOXO1 在少肌症发生及其运动性缓解中的作用[J]. 成都体育学院学报, 2012, 38(7): 86 - 91.

[36] 张红品, 王维群. 运动对骨代谢调节激素和生化指标的作用[J]. 中国组织工程研究与临床康复, 2007, 11(6): 1106 - 1108.

[37] 顾晓明,颜军,童昭岗.中小运动量的身体锻炼对应激状态下大鼠NK和IL-2的影响[J].西安体育学院学报,2001,18(1):35-39.

[38] 钱伟.不同负荷运动训练对冷应激状态大鼠机体免疫功能的影响[J].中国组织工程研究与临床康复,2007,11(17):3370-3372.

[39] 姚鸿恩.体育保健学[M].北京:人民体育出版社,2001.

[40] 邓树勋,王健,乔德才.运动生理学[M].北京:高等教育出版社,2005.

[41] 陈芳.初探音乐在体育运动中的功能与作用[J].科技信息,2008(28):476.

[42] FAN J G. Epidemiology of alcoholic and nonalcoholic fatty liver disease in China [J]. Lancet gastroenterol hepatol,2013,28(1):11-17.

[43] 高峰.全天运动时间与健康的合理安排[J].老年周报,2013-04-05.

[44] 李洁,王玉侠.肥胖发生机制及减肥方法的研究现状[J].中国体育科技,2006,42(2):64-67.

[45] FOGELHOLM M,STALLKNECHT B,VAN BAAK M. ECSS position statement:exercise and obesity[J]. European journal of sport science,2006,1(6):15-24.

[46] 沈通彦,李军汉,黄雷,等.运动减肥的生物学机制[J].中国组织工程研究与临床康复,2007,11(17):3415-3418.

[47] 刘英辉.各种运动强度分类的比较研究[J].山东体育科技,2001,23(4):20-22.

[48] 冯炜权.某些运动项目的生物化学分类和训练方法[J].体育科学,1989(4):53-56.

[49] BOSTRÖM P,WU J,JEDRYCHOWSK M P,et al. A PGC1α-dependent myokine that drives browning of white fat and thermogenesis[J]. Nature,481(7382):463-468.

[50] Kristóf E,Doan-Xuan QM,Bai P,et al. Laser-scanning cytometry can quantify human adipocyte browning and proves effectiveness of irisin[J]. Scientific reports,2015(5):12540.

[51] RASCHKE S,ELSEN M,GASSENHUBER H,et al. Evidence against a beneficial effect of irisin in humans[J]. Plos one,2013,8(9):73680.

[52] LEE P,LINDERMAN J D,SMITH S,et al. Irisin and FGF21 are cold-induced endocrine activators of brown fat function in humans[J]. Cell metabolism,2014,19(2):302-309.

[53] BOSTRÖM P,MANN N,WU J,et al. C/EBPβ controls exercise-induced cardiac growth and protects against pathological cardiac remodeling[J]. Cell,2010,143(7):1072-1083.

[54] LIU X,XIAO J,ZHU H,et al. miR-222 is necessary for exercise-induced

cardiac growth and protects against pathological cardiac remodeling[J]. Cell metabolism, 2015, 21(4): 584-595.

[55] UCHIDA S, Dimmeler S. Exercise controls non-coding RNAs[J]. Cell metabolism, 2015, 21(4): 511-512.

[56] XIAO J J. Exercise for cardiovascular disease prevention and treatment: from molecular to clinical, Part 1 [M]. Springer nature, 2017.

[57] XIAO J J. Exercise for cardiovascular disease prevention and treatment: from molecular to clinical, Part 2 [M]. Springer nature, 2017.

[58] XIAO J J. Physical exercise for human health [M]. Springer nature, 2020.

[59] VUJIC A, LERCHENMüLLER C, WU T D, et al. Exercise induces new cardiomyocyte generation in the adult mammalian heart [J]. Nature communications, 2018, 9(1): 1659.

[60] ROH J, RHEE J, CHAUDHARI V, et al. The role of exercise in cardiac aging: from physiology to molecular mechanisms [J]. Circulation research, 2016, 118(2): 279-295.

[61] WEI X, LIU X, ROSENZWEIG A. What do we know about the cardiac benefits of exercise? [J]. Trends in cardiovascular medicine, 2015, 25(6): 529-536.

[62] PLATT C, HOUSTIS N, ROSENZWEIG A. Using exercise to measure and modify cardiac function [J]. Cell metabolism, 2015, 21(2): 227-236.

[63] LERCHENMÜLLER C, ROSENZWEIG A. Mechanisms of exercise-induced cardiac growth [J]. Drug discovery today, 2014, 19(7): 1003-1009.

[64] WANG L, L YU Y, LI G, et al. MicroRNAs in heart and circulation during physical exercise [J]. Journal of sport and health science, 2018, 7(4): 433-441.

[65] BERNARDO B C, MCMULLEN J R. Molecular aspects of exercise-induced cardiac remodeling [J]. Cardiology clinics, 2016, 34(4): 515-530.

[66] LA GERCHE A, MCMULLEN J R. Let's keep running... exercise, basic science and the knowledge gaps [J]. British journal of sports medicine, 2016, 50(2): 74-76.

[67] OOI J Y, BERNARDO B C, MCMULLEN J R. The therapeutic potential of miRNAs regulated in settings of physiological cardiac hypertrophy [J]. Future medicinal chemistry, 2014, 6(2): 205-222.

第二章
吃出健康

孔子说过,"食不厌精,脍不厌细"。在那个食物种类少且没有添加剂的年代,人们尚且注重饮食,如今食物种类繁多,各种添加剂滥用,不良饮食习惯充斥生活,我们更应该注重饮食健康。

近年来,电商业务不断发展,各类手机软件的应用为电商的崛起创造了条件,如滴滴打车、网上点餐、淘宝和京东等。2014年"美团"与"饿了么"两家外卖电商,为了抢占学生市场,大力推广各种优惠活动。优惠政策主要有"点餐满15元减10元,5元管饱""点外卖拿红包,点外卖送饮料"等。在令人咂舌的优惠政策驱动下,学生成了"忠实"客户。然而,在你默默下单的时候,在你因及时拿到外卖而感到欣喜的时候,在你心满意足地吃完一顿又一顿外卖的时候,你是否会思考:这样的生活方式健康吗?

一、引言

希波克拉底（Hippocrates）曾说过："让食物成为药品，让药品成为食物。"当然，食物不能和药品混为一谈，两者的差异巨大。但从这句话中我们不难看出饮食的重要性。饮食可以在一定程度上帮助达到治疗疾病的目的。中国的传统文化特别注重调和。中医如此，饮食也是如此。《易经·系辞》中说："阴阳交合，物之始，阴阳分离，物之终；合则生，离则死。"虽然这样的论词有点武断，但如果能够在饮食中注意食物搭配，则可提高饮食的健康效益。世界卫生组织（WHO）对健康作出的定义是：健康不仅仅是没有疾病和不虚弱，还要有身体上、心理上和社会适应上的完满状态。心理及社会适应方面，这里不作过多阐述。在身体方面，饮食健康占有很大比重。食物作为营养的物质载体，为我们提供维系身体活动的能量，为机体组织器官的形成提供必需的材料，更是维持机体正常渗透压和酸碱平衡的调和剂。

2014年1月，国务院办公厅印发《中国食物与营养发展纲要（2014—2020年）》。该纲要指出，我国农产品生产能力稳步提高，食物供需基本平衡，居民营养健康状况明显改善，但是国内的食物生产还不能适应营养需求，营养与健康知识缺乏的问题也日益凸显。同时提出，除了要建立稳健的食物保障体系之外，还要全面普及膳食营养和健康知识，引导居民改善营养体系。由此不难看出国家对于推进健康饮食的重视。

二、食物营养简介

食物为人类提供能量和机体所需的各种营养素,并通过风味搭配满足我们的食欲和感官需求。现代营养学将食物的营养成分分为六大类,即蛋白质、脂肪、糖类、维生素、无机盐和水。这六大类营养素不仅关系到机体的正常功能,还会影响大脑、骨骼肌、免疫系统等多方面的发育。

1. 蛋白质

蛋白质是构成人体组织和器官的最主要的成分。其功能主要表现为合成新的组织,调节生理过程,维持机体平衡以及产生热量等。机体缺乏蛋白质可导致生长发育迟缓,容易疲劳,易感染,严重的蛋白质不足可导致营养不良。食物来源的蛋白质通常可以分为植物性蛋白质和动物性蛋白质。其中植物性蛋白质主要存在于豆制品以及少量的蔬菜中。动物性蛋白质则来自禽、畜及鱼类等的肉、奶和蛋。

2. 脂肪

脂肪是人体热量的主要来源之一,也是重要的能量储存物质。细胞膜和血液的重要成分也是脂肪。另外,脂肪能促进人体对脂溶性维生素的吸收。脂肪酸是脂肪的主要构成成分,根据脂肪酸结构的不同,可分为饱和脂肪酸、单不饱和脂肪酸和多不饱和脂肪酸三类。摄入过多饱和脂肪酸会引发心血管疾病,所以应减少食用。饱和脂肪酸常见于动物脂肪组织中,少数植物如椰子油、可可油、棕榈油中也含有大量饱和脂肪酸。与之相反，不饱和脂肪酸具有降低胆固醇的功能，在日常生活中我们应该选择含不饱和脂肪酸多的食用油。大豆油、橄榄油、茶油和亚麻籽油中不饱和脂肪酸的含量较多，较为合适。

说到脂肪，人们容易联想到的是"减肥"。随着生活水平的提高，人们普遍吃得较好，并且现代人的体力活动与古代农耕社会相比显著下降。营养过剩再加上缺乏锻炼，肥胖已成为现代社会的一种流行病症，而减肥也成了一个全民难题。一般认为，人体内主要存在两种不同形式的脂肪，即白色脂肪和棕色脂肪，后者也称为褐色脂肪。白色脂肪，是以甘油三酯形式储存的过剩能量，起到储存的作用。棕色脂肪则能以热量形式高度有效地驱散储存的能量。不难看出，将白色脂肪变成棕色脂肪是一种诱人的肥胖治疗方法。有关这方面的研究很多，其中引起广泛关注的是，有报道发现鸢尾素可以刺激白色脂肪转变为棕色脂肪，目前正被开发应用于肥胖患者治疗中。此外，最新研究发现除了白色脂肪和棕色脂肪外，机体还存在一种米色脂肪，它的功能与棕色脂肪相似，也具有驱散热量的作用。在米色脂肪细胞和棕色脂肪细胞中，解偶联蛋白（UCP，也称为产热蛋白）所介导的非颤抖式散热是细胞高效消耗脂肪的重要分子机制。

3. 糖类

糖类泛指所有的碳水化合物，它和脂肪一同承担为机体供能的任务。通常我们机体60%的热量由糖类物质提供。同时糖类产能具有"时间短，作用快"的特点，如果出现低血糖情况，及时补充糖类可以很快恢复机体的功能。相对于脂肪的供能，糖类产能的功效较低，每克糖产生的能量不及每克脂肪产能的一半。除了为机体快速供能外,糖类还有缓解忧郁、紧张和易怒的作用。

4. 维生素

1911 年,科学家丰克将在糙米中鉴定出的能够对抗脚气病的物质命名为"维他命"(Vitamin)。这也就是我们所知的维系生命所必需的一类营养素——维生素。维生素是机体生化反应催化剂辅酶的重要组成成分。它们具有量小而作用大的特点,在过去往往被人们所忽视。根据维生素的溶解性不同,可以将维生素分为脂溶性维生素和水溶性维生素两大类。维生素 A、维生素 D、维生素 E 和维生素 K 都只能溶于脂质。而 B 族维生素和维生素 C 都可以溶于水。由于维生素只能从食物中摄取,无法在体内加工合成,在日常饮食中我们要注意均衡饮食,保证维生素的全面摄取。通常情况下,只需合理饮食便不需要通过额外服用维生素片剂补充维生素。同时,孕妇、维生素缺乏患者等特殊人群,在补充维生素的时候,应注意补充的类型和剂量,切不可一味大量补充,过量补充只会伤害身体。

5. 无机盐

人体由 60 多种元素组成,其中碳、氢、氧、氮主要以有机物形式存在,其余的元素统称为无机盐。无机盐通常可以分为常量元素和微量元素两大类。其中常量元素是人体需求量较多的无机盐,每天需要摄取 100 mg 左右,主要包括钙、镁、磷、钾、钠、硫等。微量元素虽然在机体中含量较少,但是其功能不可被替代,常见的有铁、锌、碘和铜等。

6. 水

水被称作生命之源，人体的 50%～70% 都是由水构成的。不同组织中水的含量有所不同，血液中占 90%，骨骼肌中约占 75%，而在脂肪组织中约占 20%。水具有溶解体内物质、促进消化、调节体温、润滑器官等重要作用。但是随着环境污染的日益加重，饮水安全越来越受到人们的重视。因为重金属、化工原料及生活垃圾污染引发的用水隐患，城镇居民常在家中安装纯水净化器来保证饮水安全。水产品市场更是打着"安全健康"的幌子，生产出"高价水""长寿水"来获取消费者的盲目信任。除了关心饮水安全之外，还应该保证每天的饮水量。每个人每天应饮水 1.5 L～2 L，这样才能保证机体的正常运行。

三、健康搭配和科学饮食

每种食物都有不同的营养价值，想要达到最佳的饮食效果，合理健康的搭配必不可少。以下将从三个方面介绍如何进行科学饮食，即平衡膳食结构、注重阴阳调和与四季饮食规律、不同人群的饮食搭配。

1. 平衡膳食结构

2016 年，中国营养学会修订并颁布了最新的《中国居民膳食指南（2016）》，其内容核心就是提倡人们平衡膳食。膳食的平衡，主要包括热量摄入和消耗的平衡，营养素需求量的平衡以及各种营养素之间的平衡。通俗意义上来讲，就是要求我们"全面、均衡、适度"地进行膳食。"全面"是要求人们讲求食物的多样性,不能偏好于一种或者几种食物。"均衡"要求人们讲究不同食物间比例的合理性。"适度"则要求人们按照机体需求来进行饮食。以下将介绍几个跟饮食相关的基本概念。

(1) 膳食营养素参考摄入量

膳食营养素参考摄入量(DRIs),是中国营养学会为国人制定的每日平均膳食营养素摄入量的参考值。主要包括四个部分,即估计平均需要量(EAR)、推荐摄入量(RNI)、适宜摄入量(AI)和可耐受最高摄入量(UL)。EAR 是指满足某一特定性别、年龄及生理状况群体中 50% 个体需要量的摄入水平,是每日所需摄入(或吸收)该营养素的最低量,也称"生理需要量"。RNI 是指满足某一特定性别、年龄及生理状况群体 97%~98% 个体需要量的摄入水平,长期摄入 RNI 水平的营养素可满足身体需要和适当储备。AI 是通过观察或实验获得的健康人群某种营养素的摄入量,是个体营养素摄入量的指标。我国 0~6 月龄婴儿营养素的推荐数据均为 AI 值。UL 是平均每日摄入营养素的最高值,也就是对某特定人群几乎所有个体不产生健康危害的每日摄入量的最高水平。

(2) 食物热量单位

用于计算食物热量的单位有很多,常用的是焦耳(J)和卡路里(cal,简称卡)。其他单位也有用到,如千焦(kJ)、兆焦(MJ)、千卡(kcal)。它们之间的换算关系如下:

$$1 \text{ MJ} = 1\,000 \text{ kJ} = 10^6 \text{ J}$$

$$1 \text{ kcal} \approx 4.186 \text{ kJ}$$

$$1 \text{ kJ} \approx 0.239 \text{ kcal}$$

对于食物中热量的精确计算需要借助化学分析和生物分析等多种手段,在此介绍一种食物热量的简易计算方法。我们以 160 cal 为例:二分之一碗米饭或一碗面条约有 160 cal 热量;1 200 g 蔬菜、600 g 西瓜或 4 个橘子也都有约 160 cal 热量;74 g 瘦肉、250 g 牛奶都可以产生 160 cal 热量。健康成年人每日摄取热量的标准为:男性 2 200 cal,女性 1 700 cal。

(3)膳食宝塔

膳食宝塔,是在六大营养素与 DRIs 基础上设计的人体每日摄食参照宝塔。中国居民平衡膳食宝塔由中国营养协会制作,核心目的是平衡膳食、合理营养、促进健康。"膳食宝塔"共分为五层,反映出各类食物在膳食中的地位和应占的比重。第一层,也就是底层,代表的是最主要的食物的摄入,主要指谷类食物如粗细粮、薯类、杂豆等"吃得最多"的食物,建议成人每天摄入这类营养物质 250~400 g。第二层代表着要"多吃"的各类蔬菜和瓜果类食物,建议成人每天吃蔬菜类 300~500 g 和水果类 200~400 g。蔬菜与水果之间不能相互替代。第三层主要指畜禽肉类、鱼虾、蛋类等要"适量吃"的动物性食物。建议成人每天吃畜禽肉类 50~70 g、鱼虾类 75~100 g、蛋类 25~50 g。第四层则是奶类和大豆类及坚果。奶类富含钙及优质蛋白,建议成人每天吃奶类及奶制品 300 g。大豆类及坚果富含多种微量营养素,建议每天摄入 30~50 g。最后一层为第五层,指油脂、盐等,要求"尽量少吃"。建议成人每天吃食用油 25~30 g、盐不超过 6 g(其中包括酱油、味精、酱菜中的钠盐含量)。

(4) 其他营养物

膳食宝塔这五层所涵盖的是生活中与饮食相关的大类摄入食物。人类是杂食性动物，除了摄入这五大类食物外，还会摄取很多其他类营养物，如来自天然药物类、调料香料类及饮品酒水类等的营养物质。

天然药物中含有的营养成分可以促进机体的修复以及对于疾病的防治。枸杞具有降低血糖、抗脂肪肝、抗动脉粥样硬化等功效。茯苓能消肿、安神、健脾胃等。何首乌对神经衰弱、白发、脱发、贫血等病症有一定治疗作用。藏红花有镇静、祛痰、解痉、调经等功能。不同的天然药物有各自的功效，需对症选用以达到最好的效果。上海大学生命科学学院顾建明老师研发的"红薯汁"就是天然产品的重要代表之一。红薯富含硒元素、花青素、膳食纤维、胡萝卜素、维生素等营养成分，因而具有健美、提高免疫力、防衰老、抗癌等功效。该专利以215万元的价格转让给湖北故乡云公司，实现了食物营养研发走向市场的技术转化。

中国有这样的俗语："食盐咸，米醋酸，豆瓣辣酱味道鲜；草本蒜，木本椒，生姜大蒜做佳肴。"从中可以看出各类调料类食物在日常生活中的重要性。花椒能温中健胃，散寒除湿，解毒止痛；大蒜有解毒、行气、温胃等功效；生姜能增强血液循环，刺激胃液分泌，兴奋肠道，促进消化，健胃增进食欲；八角则能促进肠道蠕动，增加白细胞，提高免疫力。其中，从大蒜中提取出来的"大蒜素"已被研发为防治疾病的明星产品。大蒜素能抗菌消炎，可降低胃内亚硝酸盐的含量而保护肝脏；能降低血浆总胆固醇水平、降血压、降低血液黏度，有利于心血管的健康；能抑制自由基的形成，减少对DNA、细胞蛋白的损害，抗癌防癌；还能提高细胞免疫、体液免疫和非特异性免疫。

饮料和酒水不仅满足了我们对于口味的需求，而且可以提供平常食物中没有的有益养分。例如：绿茶能抗癌防辐射，提神醒脑，美容护肤；咖啡能提高心脏功能，扩张血管，提神，助消化；葡萄酒能美容养颜，预防心血管病及癌症，延缓衰老；金银花露可清热，消暑，解毒，减肥，抗癌。另外，值得注意的是，不能以饮料代替饮水，同时应避免饮酒过度。

2. 注重阴阳调和与四季饮食规律

中国古人在养生方面注重遵循"阴阳五性五味学"和季节变化来调节饮食。

（1）阴阳五性五味学

所谓"人者，成于天地，败于阴阳也"，在饮食方面也是如此。"五性"是指食物中的寒、凉、平、温、热。"阴阳学"中属阴性的食物为寒性、凉性的食物，能清热泻火、解毒养阴，适于体质阳亢偏热者或在暑天食用，其中包括小米、绿豆、豆腐、冬瓜、黄瓜、番茄、莲藕等。"阴阳学"中属阳性的食物为温性、热性的食物，它们大多有散寒、助阳的功效，适于体质虚寒者或在冬天食用，其中包括白酒、米醋、荔枝、芒果、鸡肉、鲫鱼、鲢鱼、韭菜、大蒜、生姜等。而平性食物在"阴阳学"中多属中性，正常人可常年食用，其中包括黄豆、大米、苹果、菠萝、猪肉等。

"五味"是指辛、甘、酸、苦、咸。辛味食物，在"阴阳学"中多属阳性，这类食物多含有挥发油，有发散、行气、活血之效，如生姜、辣椒、大蒜、白酒等。而酸味和甘味食物在"阴阳学"中多属中性食物，多含糖类和淀粉，如番薯、龙眼、西瓜等。酸味食物多含有机酸，能收敛固涩、开胃健脾,如米醋、青梅、番茄、柠檬、菠萝等。而苦味、咸味食物在"阴阳学"中多属阴性,苦味食物含生物碱、甙类、苦味质,能清热泻实、燥湿健脾,如苦瓜、茶叶、咖啡、动物胆汁等;而咸味食物多含钠盐、碘等,功能是调味开胃、软坚散结,如食盐、海带、酱油、鱼露、豆酱等。如果在生活中能够重视食物的阴阳搭配、性味调和,则可得到阴阳平衡、气血流畅的健康体魄。

(2) 四季饮食

大自然的规律是春生、夏长、秋收、冬藏,健康饮食也需要跟随季节的变化加以调整,以适应大自然的生长。春天是一个由寒转暖的过程,这一期间温差变化较大,细菌和病原体开始复苏繁殖,在饮食上要加强维生素和无机盐的摄取以预防疾病。同时春季新陈代谢明显加快,应注意营养的补充。我国古代医书中的"春省酸、增甘以养脾气",就是建议人们春季少食酸味,多食甜味,以补养脾气。

古医认为夏季阳气盛于外,阴气居于内,气候炎热,体力消耗大但是食欲下降。所以夏季饮食应以清淡、平补为主,同时防止"上火"。少食甘味,多食咸味,以补养肾气。

在经历夏季能量的大量消耗之后,秋季是该给身体补充能量的时候。滋阴益气、润肺化痰的中药可以帮助补充能量。同时秋天气候偏于干燥,万物也逐渐凋谢。应"省辛增酸以养肝气",少食辛味,多食酸味,以补养肝气。

冬季天气寒冷,阴盛阳衰,身体各个生理功能都受到气候的影响。要多吃高热量、温热性的御寒食物,同时应多吃滋润型的食品。宜"省咸增苦以养心气",少食咸味,多食苦味,以补养心气。

3. 不同人群的饮食搭配

由于生活节奏不同，人们的生活习惯也不尽相同。不同生活习惯的人群，饮食的搭配也需要适时地改变，这样才能随着生活节奏健康前行。

经常熬夜的人在平时的生活中，要补充高质量蛋白质、脂肪和维生素，加强身体锻炼，补充维生素 B，以利于改善能量代谢，缓解疲劳。

作息时间不规律、无法规律饮食的人需要调整体内的脂肪代谢，同时需要补充维生素 A、维生素 C、维生素 E 等，而服用维生素 D 的补充剂亦有抗疲劳的功效。当然在日常生活中也要注意根据膳食宝塔来补充诸如鱼类、谷类和大豆类物质，以做到食物营养的全面摄取。

时常有应酬的人，平时应该多吃蔬菜、水果，提高体内的抗氧化能力，少饮酒，减少酒精氧化损伤的危害；要保证对低脂、高蛋白的瘦肉、去皮禽类、鱼肉的摄入，给肝脏提供足够的营养。运动能够增强心肺功能，同时提高身体对酒精的耐受能力，所以在日常生活中，运动也是必不可少的。

素食主义者由于摄入的营养比较单一，如在生活中不能及时补充植物性蛋白，则会引起营养不良，从而诱发相关疾病。这类人群在生活中可以适当地补充牛奶、豆制品、全麦面包和薯类等，同时多吃水果以调整营养结构。

喜欢守在电脑前的人，活动量严重不足，饮食也通常不规律，应该注意调整体内脂类代谢，补充维生素 A、维生素 C、维生素 E，此外可以多喝菊花茶、枸杞茶、决明子茶等具有明目作用的茶。

四、日常饮食禁忌

《金匮要略·禽兽鱼虫禁忌并治》中已指出:"所食之味,有与病相宜,有与身有害,若得易则益体,害则成疾,以此致危,例皆难疗。"由此可以看出饮食禁忌理论由来已久。下面将从空腹饮食禁忌、饭后禁忌和食物搭配禁忌三个方面讲解日常饮食禁忌。

1. 空腹饮食禁忌

在繁忙的生活中,人们常常会因为各种原因而遭遇空腹。人在饥饿时,胃酸分泌增多,此时选择食物一定要多加注意,若饮食不当将对身体产生不利影响。空腹不宜喝浓茶,茶水会稀释胃液,其中含有的鞣酸会刺激肠胃,使人恶心头晕;空腹不宜喝酒,酒精会刺激胃黏膜,加剧胃炎以及胃溃疡发生;空腹不宜喝牛奶和豆浆,它们富含的蛋白质会直接被作为热量消耗掉,不能提供机体需要的氨基酸等物质。同时空腹也不建议大量食用糖水、西红柿、柿子、黑枣、橘子、香蕉、白薯、冷饮等。

2. 饭后禁忌

空腹让我们饥渴难耐,那么吃过饭是不是就可以完全放松、不管不顾了呢?当然也不是,这里给大家列举几个饭后禁忌。一是饭后忌喝汤。汤水会稀释胃液,减慢食物的吸收,同时汤水中含有营养物质,饭后喝汤会让我们在不知不觉中摄入过剩营养。二是饭后忌立即睡觉。人体进入睡眠状态时,机体耗能开始减少,胃肠蠕动也减缓，饭后立即睡觉容易引起食物稽留，造成消化不良。三是饭后忌立即吃水果。水果的加入会增加胃肠负担，同时水果不能被及时消化，滞留在胃中，容易引起腹胀、腹泻等不良症状。四是饭后忌立即吸烟、喝酒。烟酒中不好的成分容易被胃肠吸收，同时抑制消化酶的作用。另外，饭后立即洗澡或者运动也都是不适宜的。

3. 食物搭配禁忌

食物有禁忌搭配的主要原因包括：① 不同食物共同进食后，在吸收代谢过程中阻碍对方的吸收，会导致营养流失。例如，茶和红酒不宜与富含铁的食物共食，因为茶酒中的单宁酸会阻止铁吸收；菠菜与含钙食物不宜同吃，菠菜中的草酸成分会阻碍钙吸收。② 食物之间在消化代谢过程中产生有害的物质，引起机体中毒。比如海鲜与啤酒搭配食用，会加快产生尿酸，诱发痛风；火腿与乳酸饮料搭配食用，会产生亚硝胺，增加致癌的风险。另外，前文提到过"五味"和"五性"，中医讲究气味相投，机体不过寒、不过燥才是合理的食物搭配。

以上是日常饮食常见的禁忌，当然饮食禁忌还有很多方面，包括不同年龄段的饮食禁忌，婴儿、孕妇以及患者等特殊人群的饮食禁忌，有减肥、美容需求人群的饮食禁忌等。大家可以从其他途径获取相关知识。

五、食品相关热点问题

1. 食品安全问题

"国以民为本，民以食为天"说的就是一个国家应以百姓为根本，而对于每个人来说饮食是生存之本。提到食品安全问题,让我们记忆犹新的是 2008 年的"毒奶粉事件"。这一事件震动了全国上下,2009 年,国家首次颁布并实施《中华人民共和国食品安全法》,从法律上保护公众的健康和生命安全。如果说"毒奶粉事件"给我们带了什么改变的话,那就是增强了我们对于食品安全的重视。人们开始重新审视食品的安全情况,积极参与到食品安全监管上来。

一个处于高速发展中的国家,在发展的过程中不可避免地会遇到很多问题。同时我们也要看到,总体而言由于食品安全问题引起的死亡率是逐年降低的。除了依靠国家和监管部门的保护之外,作为个人,我们要敢于发现问题,及时检举揭发,从自身做起,主动维护社会食品安全。

2. 转基因食品

转基因食品是生物技术发展的产物。与常规的育种杂交技术不同,科学家借助基因转移的方法,可以向任意物种添加或者减少某段特定的基因,以实现选择的多样性。由此看来,转基因技术具有超越物种进化的能力,可以在短时间内获得想要的品系;同时转基因技术为生物物种多样性提供了更丰富的选择。

在植物培养方面,借助转基因技术可以获得一些抗涝、抗旱、抗病虫害感染的品系,从而增加产量。另外,提高植物中蛋白和番茄素的含量,可以为我们提供更为营养的食品。在动物培育方面,转基因猪肉中瘦肉的含量明显提高,牲畜的生长速度也得到大幅度提高。中国作为一个人口和农业大国,对于食物的需求量是极大的。利用转基因技术可以满足我们对于农业生产效率的需求。不仅是中国,作为农产品生产大国的美国，也在逐年增加转基因作物的耕种面积。据国际农业生物技术应用服务组织（ISAAA）主席克莱夫·詹姆斯（Clive James）的研究显示，2012年全球转基因作物种植面积已经达到1.7亿公顷，是1996年的100倍，种植转基因作物的国家也从最初的6个增至28个。而由转基因农作物生产的食用油、糖果和人造黄油等早已出现在人们的餐桌上。

然而，对于转基因技术的质疑从它诞生那天就存在。早在1998年，英国教授普庇泰（Pupite）就发现，幼鼠在食用转基因土豆后，它的内脏和免疫系统受到了损伤。1999年，美国康奈尔大学罗西教授（Rosie）也报道，蝴蝶幼虫吃了转基因玉米花粉后会引发发育不良甚至死亡。当然，这些研究被认为存在巨大漏洞。最近的研究更是证明，植物中某些外源性的microRNAs可以存在于饮食者的血清和组织中。而这些外源基因可能会通过胎盘转移到婴儿体内，影响其发育。这些证据都在提醒我们转基因食品可能存在的危害。人们不禁提出疑问：人类是否肆意依赖技术而忽略了生物进化的必须性？是否这种基因改造最终会改造到人类自己头上来？

面对质疑，更多的科学家站出来为转基因食物正名，并促进了转基因技术相关监管办法的出台。1993年，经济合作与发展组织（OECD）提出了转基因食品"实质等同"的评价原则，也就是对于转基因食品与传统食品的主要营养成分进行分析检测，要求实质相同。2011年，中国出台了《中国国家生物安全框架》，制定了转基因活物及其产品的安全管理制度。

对转基因食物的安全问题，我们必须辩证地去分析和思考，既要看到它带来的效益，也必须预防其在发展过程中可能出现的问题。

展望转基因食品的未来,我们要充满信心,相信科技也相信监管。

小结

俗话说:开门七件事,柴米油盐酱醋茶。由此可见,饮食确实是中国人生活中的重要内容。不仅如此,在博大精深的中国文化背后,中国古人往往把饮食与精神生活联系起来,从饮食中去体会人生,探索自然,诠释社会。本章从饮食相关的基本概念出发,提出了健康饮食的观念;介绍了食物的六大营养素以及它们的功能;通过对现代营养学会提出的"平衡膳食"以及中国古代的"阴阳五性五味学"的介绍,对健康饮食观的建立提供了参考。同时介绍了要保持健康饮食需要避免的常见饮食禁忌,针对食品安全问题和转基因问题进行了分析,希望能够引起大家对于饮食的重视。

思考与练习

1. 食物中的六大营养素包括哪些?
2. 平衡膳食的基本原则有哪些?
3. 日常饮食的禁忌有哪些?
4. 举例说明你周围存在的食品安全问题。

本章参考文献

[1] 范振英.健康新定义的提出[J].医学争鸣,2014,5(3):9-12.
[2] 刘冬儿.大脑与六大营养素[J].食品科技.1998(4):45.
[3] QIANG L, WANG L, KON N, et al. Brown remodeling of white adipose tissue by SirT1-dependent deacetylation of Pparγ[J]. Cell, 2012, 150(3):620-32.

［4］ COHEN P，SPIEGELMAN B M. Brown and beige fat：molecular parts of a thermogenic machine［J］. Diabetes，2015，64(7)：2346-2351.

［5］ GIGANTE A，TORCIANTI M，BOLDRINI E，et al. Vitamin K and D association stimulates in vitro osteoblast differentiation of fracture site derived human mesenchymal stem cells［J］. Journal of biological regulators and homeostatic agents，2008，22(1)：35-44.

［6］ TIAN J，LIU Y H，WILLIAMS L A，et al. Potential role of active vitamin D in retarding the progression of chronic kidney disease［J］. Nephrol Dial Transplant，2007，22(2)：321-328.

［7］ 荫士安.维生素D与人体健康关系［J］.医学动物防制,2014,30(10)：1104-1111.

［8］ 周迎松,陈小平.六大营养素与体能［J］.中国体育科技,2014,50(4)：91-101.

［9］ 刑玉瑞.《内经》五味理论及其临床应用［J］.现代中医药,2007,27(1)：15-17.

［10］ 许家和.中国饮食中的"阴阳五性五味学"［J］.现代养生,2013(17)：8-9.

［11］ 刘哲峰,梁峻.中医食疗起源略考［J］.北京中医,2007,26(7)：404-406.

［12］ 姜牧悦.中国营养学会发布新版《中国居民膳食营养素参考摄入量》［J］.食品安全导刊,2014(7)：14.

［13］ 中国营养学会.中国居民膳食营养素参考摄入量速查手册[M].2013版.北京：中国标准出版社,2014.

［14］ 岳莉,赵金生,王玉,等.大学生食物相克认知情况及膳食搭配行为［J］.中国公共卫生,2010,26(3)：368-369.

［15］ 陈君石.中国居民膳食宝塔［J］.中国医疗前沿,2007,2(5)：12.

［16］ 中国营养学会.中国居民膳食指南及平衡膳食宝塔［J］.营养学报,1998,20(4)：387-397.

［17］ 马文领.素食主义与膳食宝塔［J］.生命世界杂志,2006(6)：45-50.

［18］ 邬志薇,董加毅,童星,等.中国居民平衡膳食宝塔(2007)的评价［J］.现代预防医学,2011,38(23)：4835-4839.

［19］ 如克亚·加帕尔,孙玉敬,钟烈州,等.枸杞植物化学成分及其生物活性的研究进展［J］.中国食品学报.2013,13(8)：161-172.

［20］ 张敏,高晓红,孙晓萌,等.茯苓的药理作用及研究进展「J］.北华大学学报(自然科学版),2008,9(1)：63-68.

［21］ 尤新.绿茶提取物的功能和发展状况［J］.食品与生物技术学报,2010,29(3)：321-325.

［22］ 鲍建民.葡萄酒的营养成分及保健功能［J］.酿酒,2006,33(3)：49-51.

［23］ 欧阳军.盛夏药露 常饮安康［J］.就业与保障,2014(7)：56.

[24] 丁然,占永久,黄广平.浅析《黄帝内经》之药食五味观[J].黑龙江中医药,2009,38(1):8-9.
[25] 姜开运.五味的理论探讨[J].北京中医药,2008,27(9):722-724.
[26] 吴镝,徐玲春.浅谈中医养生学[J].内蒙古中医药,2012(5):86-87.
[27] 邓天杰,陈煦娟.中国饮食文化中的哲学思想[J].上饶师范学院学报,2010(2):57-61.
[28] 恒佳.饭后禁忌排行榜[J].人力资源开发,2013(3):76.
[29] 欧友.8种水果不宜空腹吃.安全与健康,2007(9):56.
[30] 闵庆国.空腹时的饮食禁忌[J].四川监察,1997(10):34.
[31] 苏眉.夜猫子食谱[J].大众科技,2001,3(3):22.
[32] 顾一中.顾一中说:我们到底应该怎么吃?[M].北京:科学技术文献出版社,2015.
[33] 石琰琴,马洪波.素食饮食方式与健康研究进展[J].吉林医药学院学报,2014,35(3):219-222.
[34] 石汉平,许红霞,李薇.临床能量需求的估算[J].肿瘤代谢与营养电子杂志.2015,2(1):1-4.
[35] 王萍,郭巧,李砚锋.个体化能量代谢监测及其临床应用[J].生物医学工程学杂志,2005,22(2):407-409.
[36] 叶敬忠,李华.关于转基因技术的综述与思考[J].农业技术经济,2014(1):11-21.
[37] 刘声传.转基因食品安全的伦理分析[J].贵州茶叶,2013,41(1):4-9.
[38] 滑娜,陈振飞.浅谈转基因食品的安全性问题[J].旅行医学科学,2009,15(3):3-6.
[39] ZHANG L, HOU D, Chen X. Exogenous plant MIR168a specifically targets mammalian LDLRAP1: evidence of cross-kingdom regulation by microRNA [J]. Cell research, 2012, 22(1):107-126.
[40] LI J, ZhANG Y, LI D. Small non-coding RNAs transfer through mammalian placenta and directly regulate fetal gene expression[J]. Protein cell, 2015, 6(6):391-396.
[41] 张肃.1985年—2000年我国食物中毒情况重点分析[J].中国食品卫生杂志,2002,14(5):26.

第三章
"触手可及"的常见病

玫瑰的花香令人陶醉，但满身的刺让人不敢靠近。河豚肉虽然鲜美，但是所带的剧毒也让人望而生畏。这就是自然的法则，在给你光明的同时，也暗藏着危机。生命也是一样，在美妙的生命背后，也存在着不为人知的隐患。

风平浪静的景色大多数人不喜欢，大风大浪的旅途也很让人讨厌，而风雨适度的交错则会带来不一样的美感与韵味。这是欣赏风景的角度，但也正如人生旅途一样。对于大多数人来说，人生不会风平浪静。人的身体宛如一部机器，有时会犯些毛病，出些故障，这些就是我们所说的常见病了。如果对这些小毛病不注意，也许就会变成大病。因此对于这些常见病，不能忽视，必须重视。

按照《万病皆可心药医》中所写，疾病的"疾"字，由一个病字旁加"矢"字构成。这个"矢"就是"箭"的意思，代表从外而来侵害你身体的东西，就像一个人朝你放的冷箭。而"病"字里有一个"丙"字，"丙"代表火的意思，在五脏里面，丙又代表心。所以，"丙火"又可以叫"心火"。因此,我们又可以将疾病分为两种:一种是外来的东西对身体生理变化产生的影响,另一种是内在的,即自身出现变化而产生的问题。所以,要想对自身的健康负责,不但要在平时注重锻炼身体,更应加强对于疾病的学习。

一、引言

有调查显示,在高校学生群体中,21.14%的学生身体健康状况良好,而有78.86%的学生处于亚健康状态。这部分人的饮食情况、运动锻炼情况等也同样堪忧。2012年,中国平安发布的《中国平安国人健康调查报告》指出,中国国民"健康赤字"达8.2岁,即身体状况比实际年龄老了8.2岁。在该报告的被访者中有90.9%高估了自己的健康状况,79%的被访者需要提高自身健康水平。就目前全国的健康水平来看,仍有许多工作需要完善。2016年发布的《"健康中国2030"规划纲要》明确提出:"强化覆盖全民的公共卫生服务","提供优质高效的医疗服务","加强重点人群健康服务","完善健康保障","建设健康环境"。这表明了国家从战略层面对公共卫生与健康教育和健康促进的空前重视。对于个人而言,更加要时刻了解自身健康状况,对自身健康负责,不要在病入膏肓时才发现问题,贻误最佳治疗时机。下面将介绍几种"触手可及"的常见病。

二、抑郁症

统计显示,全球每年有100万人因自杀身亡,其中来自中国的人数占比超过 1/4，相比过去 50 年全球自杀率增长了 60%。换而言之，全世界每 40 秒就有 1 人自杀身亡。抑郁症，则是引起自杀的诸多原因中的头号元凶。据资料统计显示，抑郁症患者中约有 90% 产生过自杀念头或付诸行动。长期追踪随访研究表明，约 15%～25% 的抑郁患者最终自杀死亡。抑郁是一种病，而这种病，没有哪种职业、种族、性别或是年龄的人可以对其免疫。

也许，你会觉得抑郁症离自己很遥远，但事实是随着生活节奏的加快，各种生活及工作的压力纷至沓来，抑郁症随时都会出现在我们周围。英国著名的喜剧演员憨豆先生曾说过这样的话："追求完美不是个好东西，它像一种病，会给我带来很多麻烦，包括抑郁，我要控制这种追求完美的个性。"所以我们要真正地了解抑郁症，以正确的观念去面对它。

1. 抑郁症的症状

抑郁症的核心症状是情绪低落、兴趣或愉快感缺乏及意志行为减退，即所谓的"抑郁症状"。而对于有自杀倾向的抑郁症患者而言，还有可能表现出"三无"症状，即丧失信心后感到自己无援、无望、活着无价值。心理上还可能存在的症状有：感到自责和自罪，经常焦虑和烦躁，内感性不适，而严重的抑郁症患者则会意志活动减退甚至产生自杀念头。

抑郁症的躯体症状也有很多，如食欲障碍、失眠、乏力、肌肉紧张、胃肠功能紊乱和各种疼痛（包括头痛、胸痛、背痛、关节痛和肌肉痛等）。而抑郁症一般表现出"晨重晚轻"的节律变化，因此自杀行为多发生在清晨或上午，进行防护时应多注意这些特点。

2. 抑郁症的分类

抑郁症通常分为原发性抑郁症和继发性抑郁症。原发性抑郁症是指发病前没有其他精神或临床疾病的抑郁症,继发性抑郁症则是在其他精神类或者临床疾病基础上产生的抑郁症。原发性抑郁症根据是否有躁狂出现分为双相抑郁症和单相抑郁症,同时又包括季节性抑郁症和更年期抑郁症等不同类型。继发性抑郁症与其前期的临床疾病密切相关,可以分为身体病性抑郁症、药源性抑郁症、脑器质性抑郁症和神经症性抑郁症等。

抑郁症的表现有很大的不同,总体来看可以分为三大类。第一大类是暴躁发泄型,主要表现是暴躁地发泄,甚至近乎自残地发泄。这一类的代表人物有凡·高。他曾用剃须刀割掉自己的耳朵,并最终以手枪结束了自己的生命。第二类是积极乐观型,能直面抑郁,摆正心态,乐观面对抑郁。这类人能公开自己的病情真相,并且积极接受心理治疗等。第三类为自取灭亡型,没有积极面对,也没有超出抑郁症范围之外的过激的症状表现。这一类的代表人物有海明威。他的小说《老人与海》中,主人公桑提亚哥在海上与鲨鱼搏斗的经历与内心活动,正是海明威当时矛盾心态的展现。"尽管可能把他消灭掉,可就是打不败他",最终他也以子弹结束了自己的生命,那一年,他62岁。

3. 抑郁症的护理

研究表明,抑郁症患者的认知能力、心理素质乃至生理上的睡眠状况、代谢情况等都会发生变化,不同于常人。20世纪90年代以来,抑郁症患者迅速增加,有调查显示,47%的大学新生因环境适应障碍而产生抑郁情绪,7.4%的在校大学生存在不同程度的抑郁症状,甚至引起各种躯体不适,因而退学、休学。虽然这些并不是抑郁症,但是,针对这种情况,大学生应做好自身心态的调整。同时,如果身边有抑郁症患者,也应学会照料,防止患者病情加重。

抑郁症患者除了部分病情严重的需要送医治疗以及住院观察外,大部分可以与其他人一样过着正常的生活。因此对此类患者一定要"发药到手,服药到口,看药服下"才可离开,防止其藏药。在精神上,要多给予患者鼓励,让他们重拾生活的信心,找到自己的优势,为社会做出贡献。在生活上,要关注患者的饮食健康,让他们保持良好的体魄,多参加户外运动。同时对于抑郁症药物的不良反应也要多加注意,避免患者因为不良反应而拒绝使用药物。另外,耐心帮助患者学会自我解脱,鼓励患者多与外界接触、积极主动融入集体活动、参加力所能及的工作和劳动都能帮助患者走出抑郁状态。最后,应随时掌握患者的思想动态,在他们有进步表现时应及时给予肯定和鼓励,温馨轻松的环境有利于患者治疗和恢复正常。

对于21世纪人类生命三大杀手之一的抑郁症,我们必须正视。我们要坚守自己的内心,抵抗环境的压力,以积极乐观的心态应对生活所带来的困难,发掘自身的潜力,远离抑郁。

三、心血管疾病

心血管系统是一个封闭的管道系统,由心脏和血管所组成。心脏为全身输送新鲜血液,为生命活动提供能量。而心脏本身也需要血液供应以满足自身搏动所需要的能量,心脏上所分布的冠状动脉负责向心脏及心脏上的细胞供血。无论是为全身供血还是供应自身的能量,有一方面出现问题,都会导致难以预测的后果。全球死亡原因统计显示,心血管疾病位居榜首,高于恶性肿瘤。

下面介绍一下心血管疾病中的常见病:冠心病和高血压。

1. 冠心病

冠心病又称为冠状动脉粥样硬化性心脏病,是由于为心脏提供血液供应的冠状动脉发生粥样硬化,从而引起血管腔狭窄,导致心肌缺血、坏死而引起的心脏病。WHO数据显示,冠心病致死人数占据死亡总人数的12.8%,是全球致死、致残的主要疾病。中国冠心病患者高达1 100万人,数量仅次于脑卒中患者。WHO将冠心病分为五大类型,主要包括隐匿性冠心病(又称无症状性心肌缺血)、心绞痛、心肌梗死、缺血性心力衰竭以及猝死。临床上,冠心病最为主要的两种表现形式是心绞痛和心肌梗死。

(1)心绞痛

心绞痛根据其发病是否稳定可以分为稳定型心绞痛和不稳定型心绞痛。稳定型心绞痛的临床表现为阵发性胸骨后或者心前区压榨性疼痛,患者稍作休息或者服用硝酸酯制剂后疼痛可以消失,1~3个月内临床表现稳定。稳定型心绞痛的诱因一般为劳累过度或者情绪过分激动,持续时间一般不超过10分钟,一日之内可能多次发作,通常患者停止劳作和服用硝酸甘油即可缓解症状。患者也可以进一步通过检测血清心肌坏死标志物、测定心电图、检测心脏超声以及冠状动脉造影等方法确定是否发生器质变化。

不稳定型心绞痛通常被认为是介于稳定型心绞痛和急性心肌梗死之间的一种临床状态。它的不稳定性表现在粥样硬化斑块的突然破裂或者出血，从而导致心肌血氧供应减少，引发绞痛。这一类心绞痛程度严重、持续时间长，并且常常在静息或者夜间发作。一般的缓解方法无法完全消除疼痛，再加上随时有发展为急性心肌梗死的可能，因此对于持续疼痛不能缓解的患者，建议立即住院治疗。

心绞痛患者的一般护理要求是，保证患者的休息时间，避免过度体力劳动。另外，在饮食上，应保持低盐、低脂饮食，多摄入维生素高的食物。所有心绞痛患者一旦发生绞痛应立即通过休息或者药物注射的方法缓解病症，同时患者应定期检查，以防发生急性心肌梗死。积极去除高血压、高血脂、糖尿病等与冠心病相关的危险因素也可以减少心绞痛的发生。

（2）心肌梗死

心肌梗死是指由冠状动脉粥样硬化引起血栓形成、冠状动脉的分支堵塞，从而使相应心肌持久或严重缺少血液供应而导致心肌细胞变性坏死所致的一组临床综合征。心肌梗死患者往往在发病之前的数天乃至数周有乏力、胸部不适的情况，活动时出现心悸、气急、心绞痛等症状。患者发生的绞痛类似于心绞痛，但无明显诱因。疼痛程度严重，持续时间长，一般治疗不能缓解。同时患者会伴随出现发热、胃肠道疾病、心律失常、低血压等症状。

当患者发生心绞痛、胸闷、心前区不适时，常有濒死感，以致精神紧张、恐惧、焦虑，心率增快，血压升高，这些症状都表明患者需要紧急就医。目前急诊处理主要为急诊 PCI 手术或溶栓治疗。术后饮食上少油腻、多清淡且应少食多餐，同时可以积极进行心脏康复训练。家人应保持环境的安静且应多在心理上进行安抚以减少刺激。

心肌缺血超过一个小时就会导致心肌不可恢复地坏死，所以心肌梗死在临床上属于急危重症，治疗上讲求时效性，一旦发生则必须争分夺秒地进行抢救。

近年来，青年急性心肌梗死的发病率有逐年上升趋势，其发病急，来势凶，缺血性胸痛症状剧烈，病情进展快而危重，易发生猝死。研究表明，青年人吸烟、酗酒、经常熬夜导致的睡眠严重不足、运动少、饮食不合理等都是心肌梗死的常见诱因。烟草雾中的一氧化碳、尼古丁等可使组织及心肌缺氧，诱发冠脉痉挛、血液黏度增高。长期吸烟可降低冠脉血管扩张功能，增加血小板聚集性，同时使高密度脂蛋白减少、低密度脂蛋白增加，血清抗氧化作用降低。因此，积极控制危险因素、戒烟限酒、适当运动、合理膳食、调整作息是降低青年心肌梗死发病率的重要措施。

2. 高血压

原发性高血压是一种全球性的慢性病，随着生活水平的提高及人口老龄化，高血压发病率也不断提高，原发性高血压患者已成为21世纪社区护理的主要对象。高血压不仅影响人们的身体健康，也影响着社会发展，更是全人类需要共同面对的医疗挑战。

血液在血管里流动，就会对血管壁产生压力，当这种压力增高，长时间超过正常范围，就被称作高血压。目前我国对高血压的定义为收缩压≥140 mmHg(18.7 kPa)和(或)舒张压≥90 mmHg(12 kPa)。高血压是导致心衰、卒中、冠心病等其他心血管疾病的重要危险因素，也是日常生活中影响人们健康的常见疾病,需要积极防治。

通常把高血压分为原发性高血压和继发性高血压两种。前者带有明显的遗传因素。虽然原发性高血压的发病原因不明,但与患者的高盐饮食、紧张的精神状态以及肥胖相关。早期患者症状并不明显,而血压本身又受到昼夜、气候、环境等因素影响,波动较大,所以容易被人们忽视。但是长期高血压会引发诸多并发症,比如头痛、恶心、呕吐、心悸、视力模糊等高血压危象。重症高血压患者容易引发高血压脑病,出现中枢神经功能障碍等症状。高血压会导致主动脉夹层,引发剧烈疼痛。为避免高血压并发症的出现,血压达到 140/90 mmHg 的人群,应及时通过戒烟、戒酒、减肥、减少钠盐摄入以及适当运动等方法来降低血压。而血压达到 160/100 mmHg 的人群则需要定时服用降压药物。还有一种高血压急症患者需要引起重视。这类患者的血压在短时期内严重升高,一度达到或者超过 200/130 mmHg,这种情况会引发器官组织的严重功能障碍和损伤,需要紧急处理。治疗时,需向患者注射降压药物和防止抽搐的药物,并进行脱水、排钠及降低颅内压治疗。

继发性高血压是在其他疾病基础上产生的高血压,只占高血压人群的 5%~10%。引起继发性高血压的病因主要有肾脏病变、大血管病变、妊娠高血压、内分泌性病变以及脑部疾患等。一般将原发疾病治愈后,继发的高血压也会随之消失。

四、呼吸系统相关疾病

呼吸系统是机体和外界进行气体交换的器官总称,主要由呼道(鼻、咽、喉、气管和支气管)和肺部组成。呼吸系统主要负责从外界获取氧气,在肺部交换后呼出二氧化碳。呼吸获得的氧气通过血液运送到机体各部,为正常生理活动提供保证。同时呼吸系统还有防御外部病菌侵入的功能。随着环境恶化,空气质量日渐成为人们关注的重点,而空气的好坏与呼吸系统疾病的产生有密切关系。近30年来,我国公众吸烟率不断下降,但肺癌患病率却上升了4倍多。这与空气质量有着必然的联系。

呼吸系统发生疾病的时候,常借助于影像学方法进行诊疗,主要包括X射线检查、肺部CT检查和磁共振成像检查等。X射线检查是最常见的呼吸系统检查方式之一,但是它只能对病变做一个大体的剖析,不能呈现早期或者细微的器质变化。CT检查分辨率高,且以断面成像,没有重叠干扰,所以对于肺间质和支气管扩张的诊断很有优势。磁共振成像,以多参数和多方位成像为主,可以展示三维空间的图像,但是由于呼吸系统受到心脏跳动的影响,所以会有信号干扰,目前主要用于肿瘤病变的诊断。下面将介绍上呼吸道感染、气胸、肺炎和肺癌这四种常见的呼吸系统疾病。

1. 上呼吸道感染

狭义的上呼吸道感染又被称为普通感冒,普通感冒通常由病毒感染引起。主要病毒类型有鼻病毒、冠状病毒、腺病毒、呼吸道合胞病毒、副流感病毒等。普通感冒以散发为主,呼吸飞沫传播是其主要传播方式。普通感冒通常不产生明显的体征变化,主要的病理改变是鼻腔和咽部黏膜充血、水肿,并伴随炎症发生。没有进一步发展为肺炎或者心肌炎的感冒,一般5~7天即可痊愈,但是人体感染病毒后产生的免疫力较弱,持续时间也短,再加上引发感冒的病毒种类比较多,所以一个人在一年内可能多次感冒。

与普通感冒对应的是流行性感冒。这一类感冒是由流感病毒引起的急性呼吸道传染病,临床特点为起病急,高热,全身肌肉酸痛,具有极强的传染力,容易暴发流行,易发生并发症,严重者可致死亡。根据流感病毒内部抗原的差异,流感分为甲、乙、丙三型。其中以甲型流感病毒变异性最大,容易引发暴发性的大流行。已知的或者之前暴发过的流感并不可怕,因为我们有相应的抗体和疫苗对其进行防治,但是一旦有新型流感病毒出现,就很容易引发大流行。仅在20世纪就有三次流感大暴发,分别发生于1918年、1957年和1968年。这样的流感,发病急,传染力极强并会引起肺部并发症。由于患者一时无法得到及时治愈,所以流感在人群中快速散布,最严重的1918年大流感造成全球超过5 000万人死亡。

针对流感的发病特点,我们应多加防护,在流感暴发时期,少去人群拥挤的地方,多加运动,增强身体免疫力。对于抵抗力较弱的人群,如老人、小孩和孕妇等,建议定期注射流感疫苗,以防感染病毒,一旦有高热症状出现,需要及时就医,进行治疗。

2. 气胸

某著名演员曾在拍戏时突觉紧张、胸闷,并伴有心律失常。经医院检查,发现其肺部压缩70%,这就是临床上所称的自发性气胸。患者需要住院观察,并做胸腔闭式引流。

这里所说的自发性气胸是指空气进入胸膜腔造成胸腔积气的状态。自发性气胸好发于青年人,特别是体型瘦长的男性。发病诱因多为感染、剧烈咳嗽、持重物和剧烈运动等。气胸发生的病症主要为胸痛,呼吸困难,咳嗽,严重的会导致休克。这些都是由于空气进入胸腔,使胸腔压力升高压缩肺脏造成的后果。临床通过 X 射线、CT 检查都可以鉴别出气胸病症。症状较轻的稳定型小量气胸患者,应卧床休息,酌情镇痛,机体可通过胸腔内和肺毛细血管内压力差自行将胸腔内气体吸收。如果出现胸膜破损和呼吸困难等症状,则需要借助胸腔穿刺抽气、胸腔闭式引流等方法排出胸腔内的气体。

针对气胸的发病原因,青壮年应避免做增加胸腔内压力的运动,如抬举重物、剧烈咳嗽、便秘屏气等。一旦怀疑发生气胸,应立即让患者取半坐半卧位,不要移动和咳嗽,有条件的可以进行吸氧治疗,帮助气胸中空气的吸收和排出,并及时就诊。

3. 肺炎

肺炎对于人们来说并不陌生,它已经成为发展中国家导致儿童死亡的主要疾病。在我国,肺炎属于婴儿"四病防治"中的疾病之一。对于老年人而言,肺炎也是常发疾病。研究表明,肺炎是 60 岁以上老年人的多发病之一。国内报道表明,在老年人非肿瘤性的常见病致死病因中,肺炎占第五位。

肺炎是指发生在终末气道、肺泡和肺间质的炎症,主要可分为感染性肺炎和非感染性肺炎两种。其中,感染性肺炎有明确的感染病原体,根据感染源的不同其又可分为细菌性肺炎、病毒性肺炎、支原体肺炎、真菌性肺炎和其他病原体肺炎。非感染性肺炎,是由理化因素、自身免疫性疾病等非病原体引起的肺部炎症,又可分为化学性肺炎、放射性肺炎、过敏性肺炎、结缔组织病肺炎和药物性肺炎。另外,根据是否为医院内感染肺炎,又可将肺炎分为院外感染肺炎和院内感染肺炎两大类。前者多发于健康人群,症状典型,治疗效果较好;而后者症状不明显,抗生素治疗效果不好,死亡率较高。

下面以肺炎链球菌肺炎为例介绍一下肺炎的发病、诊断以及预防。肺炎链球菌引发的肺炎是细菌性肺炎的主要类型,约占院外感染肺炎的50%。顾名思义,这一类型的肺炎是由于肺炎链球菌感染肺部并繁殖,引发机体炎症反应,常常由受凉、劳累或者上呼吸道感染引发,起病急,伴有发热,后期有浓痰、腹泻等症状。既然是细菌性的肺炎,抗生素治疗必不可少。一般去医院检查可发现,患者体内白细胞以及中性粒细胞增多,咳痰培养出肺炎链球菌为诊断该病的主要依据。针对肺炎的发病诱因,健康人群应避免淋雨受寒、疲劳过度以及酗酒,易感人群则可以选择接种肺炎链球菌疫苗。

4. 肺癌

从20世纪中叶到现在,肺癌一直是人类癌症中致死率最高的。根据世界卫生组织下属的国际癌症研究机构(IARC)2018年的报道,肺癌是男性癌症患者中最常见的被确诊的癌症类型。肺作为人体呼吸系统重要的组成部分,一旦受到肿瘤侵袭,极难康复。此外,肺癌容易借助循环系统发生转移,扩散到其他组织。这些共同造成了肺癌的高致死率。

根据组织细胞学形态,可将肺癌分为小细胞肺癌和非小细胞肺癌。小细胞肺癌是肺癌中恶性程度最高的,约占肺癌的20%,癌细胞生长速度快,侵袭能力强,手术切除率低,致死率极高。而非小细胞肺癌则包括鳞状上皮细胞癌、大细胞肺癌、腺癌以及肺泡癌等。这种肺癌的癌细胞生长较慢，扩散转移较晚，约有75%的患者发现时已处于中晚期，五年生存率也很低。1946年，德努瓦（Denoix）首次提出了TNM分期原则，主要是根据原发肿瘤（T）、区域转移淋巴结（N）和远处转移（M）对非小细胞肺癌进行了分期。这也成为国际一贯沿用的分期方法，根据不同TNM级别将肺癌分为1~4期，治疗的时候也是按照分期和分级来实施具体治疗方案的。

目前对于肺癌发生的原因并不清楚，但是吸烟、环境污染、长期从事接触致癌物的职业、具有易感基因的遗传背景、肺部慢性疾病以及病毒感染等都是诱发肺癌的可能因素。我国云南省为全国肺癌的低发区，但是云南个旧市却因为当地的大型锡矿产业成为全国肺癌发病率最高的县市。通常，男性肺癌发病率高于女性，这跟男性抽烟密切相关，而女性罹患肺癌则与烹饪过程中的烟雾接触相关。

肺癌的临床表现主要有咳嗽、咯血、胸痛、呼吸困难、体重减轻和疲劳发热等。通过痰脱落细胞检查、癌胚抗原检查和肺部影像学检查可以确诊肺癌的发生。目前针对肺癌的治疗方案主要包括化学药物治疗、放射性治疗、外科治疗、中医治疗以及分子靶向治疗。

肺癌不容易治愈还有一个重要的原因就是容易发生转移，肺癌形成后可以通过直接扩散的方式侵入邻近肺部组织，借助淋巴转移也是肺癌常见的扩散途径。癌细胞通过转移可以进入腋下或者上腹部的淋巴结，然后再进入其他组织。经血转移通常发生在晚期肺癌患者中，癌细胞直接侵入肺静脉然后随着血液循环转移到全身各个器官。临床上，肺癌患者常见的转移部位主要包括脑部、骨骼、肝脏、肾上腺和后腹淋巴结等。

长期的随访研究显示，青少年时期的肺功能损伤预示着成年后较高的死亡率。所以趁着年轻，必须加强肺的保护与肺功能的检测。研究表明，身体脂肪增加会使肺通气功能下降，而去脂则能增强肺通气功能。这也暗示青少年应合理饮食，经常运动。

五、消化系统疾病

消化系统由消化管和消化腺两部分组成。其中消化管包括口腔、咽、食管、胃、小肠和大肠。消化腺包括唾液腺、肝脏、胰腺以及散布于消化管壁内的小腺体。消化管肌肉收缩产生运动将食物磨碎，然后大分子物质经由消化腺分泌的消化酶被分解为小分子，小分子养分经由循环系统供组织细胞利用。消化系统是保证机体正常新陈代谢的结构基础。消化系统疾病主要包括食管疾病、胃及十二指肠疾病、肠道疾病、肝脏疾病、胆道疾病和胰腺疾病等。下面介绍一下胃溃疡、胆结石和急性阑尾炎这三种常见消化系统疾病。

1. 胃溃疡

胃溃疡是我国常见、多发的内科慢性疾病之一，其多发病于气候变化较大的地区，且随着我国人口老龄化，中老年人患病比例加大。随着社会工作、生活压力的增大，胃溃疡发患者群呈现年轻化趋势，并表现出男性发病率高于女性的特点。

胃溃疡主要指发生在胃部的溃疡。胃上接食管，下接十二指肠，入口为胃贲门，出口为胃幽门。胃壁由内到外，分为浆膜层、肌层和黏膜层。黏膜层富含大量胃腺，胃腺中的细胞主要负责分泌胃蛋白酶原、凝乳酶原、盐酸、碱性因子等。胃溃疡的发病可以理解为黏膜侵袭因子突破黏膜自身防御的发病过程,诸如胃酸、胃蛋白酶、胆盐、胰酶、药物等侵袭因子突破黏膜屏障,产生超过黏膜肌层的损伤就会引发胃溃疡。胃溃疡发生的主要诱因是幽门螺杆菌感染和非甾体类抗炎药物(如阿司匹林、保泰松、扑热息痛、消炎痛、萘普生、布洛芬、吡罗昔康等)的服用。此外,吸烟饮酒、遗传因素以及应激性情绪和心理障碍都可能引起胃溃疡。有研究表明,尼古丁会影响胃的协调性运动,增加黏膜损害性氧自由基而导致胃黏膜屏障减弱,从而引发胃溃疡。

胃溃疡以上腹疼痛为主要临床表现,并呈现起病缓慢、周期性发作以及节律性疼痛等特点。胃镜检查以及胃黏膜活检是确诊胃溃疡的首选方法,其中活检组织可以用于病理检查和幽门螺杆菌的排查。胃溃疡的治疗分为一般治疗、药物治疗和手术治疗三类。一般治疗主要以患者调理生活节奏、注意饮食卫生和停止非甾体类抗炎药物的服用等为主。药物治疗主要包括服用 H_2 受体拮抗剂、质子泵抑制剂和碱性质酸剂,以达到抑酸治疗的目的。服用硫酸铝、枸橼酸铋钾和米索前列醇可以起到保护胃黏膜的作用。对于幽门螺杆菌感染的胃溃疡患者,需要进行铋剂和抗生素的联合应用来根除幽门螺杆菌。一般的胃溃疡患者是不需要进行手术治疗的,但是一旦出现大量出血、急性穿孔、器质性幽门梗阻以及疑似癌变等症状,则需要立即进行外科手术。

2. 胆结石

胆结石是一种外科常见消化系统疾病。在美国,每年有 75 万人接受胆囊切除手术,其危险因素包括年龄、性别、种族、肥胖、糖尿病和家族史等。有关报道称肥胖患者胆结石发生率约为正常人群的3~4倍,血糖、血脂及高胰岛素血症等均与胆结石有关。

胆结石主要指胆囊和胆管内产生结石,结石主要为胆固醇性结石以及以胆固醇为主的混合性结石。该疾病多见于成年人,75%的患者为女性。目前认为胆汁淤积、胆管感染和胆固醇代谢紊乱与胆结石的发生直接相关。研究表明,当胆汁中胆固醇呈过饱和状态,则容易沉淀析出成为结石。另外,还可能存在一种促成核因子,促进成核以及结石的形成。此外,胆囊收缩能力的减弱也会促进结石的形成。

临床上,胆结石患者的主要病症为消化不良和胆绞痛,这两种情况在饱餐和进食油腻食物后更为明显。B超检查可以在患者胆囊中发现强回声团,后伴声影,并可以移动。胆石症在发病初期对患者并无明显影响,随着结石的增大,组织受损明显,容易发生急性胆囊炎、胆绞痛以及腹水等急症。结石进入胆总管则会引起胆管炎和急性胰腺炎。所以在胆结石发现早期,应通过按时吃早餐、加强身体锻炼、多喝水、减少肥胖等方法预防结石的进一步恶化。对于结石小于 2 cm 的患者,可以通过药物溶石、体外冲击波碎石、胆囊镜碎石取石等方法减少胆囊内结石。对于结石超过 2 cm 或者结石已充满整个胆囊的患者可以进行胆囊切除手术。切除胆囊会对胆管、肝脏和结肠产生副损伤,而且胆囊切除后,体内胆汁储备不足会引发消化不良、反流性胃炎和食道炎等。同时,研究发现,胆囊切除患者的结肠癌发生率可能高于未切除患者。所以虽然胆囊切除是常见的外科手术,但对于术后身体有可能产生的变化人们还是应该加以重视。

3. 急性阑尾炎

急性阑尾炎是外科常见疾病之一,占外科住院人数的 10%～15%,每年每 1 000 人中就有 1 人患急性阑尾炎。

阑尾又称蚓突,在腹部右下方,长 5～10 cm,直径 0.5～0.7 cm。阑尾起于盲肠根部,附于盲肠后内侧壁三条结肠带的会合点,远端游离并闭锁。很多人认为阑尾是人类进化过程中退化的器官,无重要生理功能,而实际上,阑尾具有细胞免疫和体液免疫两大功能。人出生后不久,淋巴组织便开始在阑尾中聚积,在 20 岁左右达到高峰,之后迅速下降,并在 60 岁后消失殆尽。所以阑尾可以起到淋巴器官的功能,促进 B 淋巴细胞的成熟和免疫球蛋白的生成。同时,阑尾可以帮助抑制体液性抗体反应,起到局部免疫的作用。

急性阑尾炎是外科常见的急腹症,阑尾管腔阻塞是急性阑尾炎最常见的病因。阑尾管阻塞后,细菌繁殖,损伤黏膜上皮,引起炎症,严重的可能造成阑尾水肿、充血、化脓、坏疽,甚至造成穿孔。常见的急性阑尾炎体征为右下腹压痛及反跳痛,发病早期可伴有恶心、呕吐和腹泻等症状。炎症加剧时,出现中毒症状,患者发热、心率增快、寒战并伴有轻度黄疸。当症状不明显时,可借助 B 超检查发现阑尾肿大、脓肿。高效抗生素和补液治疗仅适用于急性阑尾炎发病早期和黏膜层轻度肿胀患者。绝大多数急性阑尾炎应实施阑尾切除手术,该手术操作简单、并发症少。

此外,还有四种情况的急性阑尾炎需要引起特别注意,即新生儿急性阑尾炎、小儿急性阑尾炎、妊娠期急性阑尾炎、老年人急性阑尾炎。这四类特殊人群发生急性阑尾炎时,因病症不典型,易与其他疾病混淆,所以需要特别注意,避免延误治疗。

小结

缤纷多彩的大自然,因有生命的存在而无比美妙。精彩的生命也因各种经历与体验而色彩斑斓。生命的历程中会有彩虹,却也免不了会有风浪,闯过风浪,拨开乌云,看见太阳,这是对我们的考验。了解自身体质状况,掌握常见病的基本知识,避免因为一些小病贻误最佳治疗时机而导致不良的后果,能让人生旅途更为顺畅,看见更美丽的太阳。本章为大家介绍了日常生活中的常见病,主要包括抑郁症、心血管疾病、呼吸系统疾病和消化系统疾病。希望可以通过对这些常见病的发病原因、临床症状及诊断、治疗方案的介绍,提高大家对自身健康的关注程度。

思考与练习

1. 抑郁症的分类主要有哪些?
2. 冠心病有哪些临床病症?
3. 气胸的定义是什么?
4. 举例说明一种消化系统常见病的病因、病症和临床治疗方案。

本章参考文献

[1] 王琼波,石晓,魏永义.大学生健康状况及常见疾病调查[J].中国医药导报,2009,6(26):120.
[2] 牟瑾,马汉武.美国行为危险因素监测的发展和应用[J].中国行为医学科学,2005,14(6):484-486.

[3] MOKDAD A H, STROUP D F, GILES W H. Public health surveillance for behavioral risk factors in a changing environment: recommendations from the behavioral risk factors surveillance team[J]. Morbidity and mortality weekly report, 2003, 52(9): 1-12.
[4] 任学峰."健康中国2020战略研究报告"对我国健康教育事业发展的几点启示[J].中国健康教育,2014,30(12):1142-1144.
[5] 陈贤.平安健康调研报告称:国人"健康赤字"超过8岁[J].上海保险,2012(6):41-42.
[6] 郭田生,闫翰.自杀行为的研究进展及医学干预[J].国外医学(精神病学分册),1999,26(4):213.
[7] 韩彦超,宗艳红,张彦恒,等.抑郁症的躯体症状[J].中国健康心理学杂志,2008,16(5):575-577.
[8] 吴秀敏.抑郁症自杀的防范及护理[J].临床护理杂志,2005,4(1):44-45.
[9] 刘青,杨玲,郭雪丽.抑郁症患者的心理特点与护理对策[J].中国误诊学杂志,2008,8(10):2500-2501.
[10] 任彩萍.抑郁症患者的家庭护理[J].中国社区医师,2010(33):212.
[11] 王兰.浅析抑郁症的躯体症状和病理[J].医疗保健器具,2008(3):55-58.
[12] 乔甄.抑郁,难了的"百年孤独":当名人遭遇抑郁症[J].观察与思考,2005(8):32-33.
[13] 朱晓晨,郭蓉娟,王嘉麟,等.抑郁症相关性失眠的症候要素及临床症状特点研究[J].环球中医药,2013,6(5):11-15.
[14] 赵莉,曲明阳,许晶.抑郁症患者的认知功能特征[J].中国组织工程研究与临床康复,2007,11(30):5935-5938.
[15] 屈智勇,张秀兰.中西部大学生抑郁现状、人群特征及干预效果[J].清华大学学报,2008,23(2):120-134.
[16] 陈丽香.医学生抑郁现状调查及心理干预研究[J].中国电力教育,2011(5):138-140.
[17] 陈立峰,彭莉.猝死及其预防[J].保健医学研究与实践,2012(2):79-81.
[18] 董振宇,赵厚强,陈爱明.青年急性心肌梗死临床特点分析[J].当代医学,2012,18(36):32-34.
[19] 戴琳峰,杨晔,何倍芳.急性心肌梗死后心律失常的发生时间及护理[J].中华护理杂志,2003,38(10):795-796.
[20] 王庆杏,汤丽咏,王琳,等.急性心肌梗死患者先兆症状的识别及护理[J].济宁医学院学报,2000,23(2):70.
[21] 卢春红.心肌梗死患者心理分析及护理干预[J].基层医学论坛,2008,12(1):

44-45.
- [22] 刘红梅.短期内大量吸烟诱发急性心肌梗死1例[J].临床误诊误治杂志,2007,20(5):21.
- [23] 刘本德,韩继媛,徐丽.年轻人急性心肌梗死的常见诱因分析[J].临床心血管病杂志,2011,27(8):614-615.
- [24] Cavusoglu Y, Timuralp B, Us T, et al. Cigarette smoking increases plasma concentrations of vascular cell adhesion molecule-1 in patients with coronary artery disease [J]. Angiology, 2004, 55(4):397-402.
- [25] 宋雁,张晓鹏,贾旭东,等.吸烟引起人体氧化损伤的可能机制[J].癌变·畸变·突变,2009(1):50-53.
- [26] 刘军.冠心病发病的症状与治疗分析[J].内蒙古中医药,2011(6):138.
- [27] 肖卫田.不典型症状冠心病的临床分析.中国医药指南,2015,13(29):91-92.
- [28] 殷元万,赵茜,李红.代谢综合征患者唾液皮质醇水平与心血管危险因素的关系[J].当代医学,2011,17(1):44-45.
- [29] 陈筒庆,郭小梅.冠心病合并糖尿病临床特点分析[J].当代医学杂志,2009,15(9):78-79.
- [30] 杨礼芳,李雅兰,李琼,等.原发性高血压社区护理的研讨[J].当代护士(综合版),2001,2(2):35-36.
- [31] 王翠霞.探讨高血压的病因及临床治疗[J].当代医学,2012,18(17):93-94.
- [32] 刘凤菊,勇强.超声评价颈动脉粥样硬化斑块稳定性进展[J].心肺血管病杂志,2011,30(3):254-255.
- [33] 王小辉.糖尿病、高血压及糖尿病伴高血压患者合并脑梗死特点及与预后关系[J].中外医疗,2015(15):20-21.
- [34] 曲立美,董淑琴,迟玉聚,等.肥胖与高血压人群的膳食结构分析[J].中国公共卫生管理,2007,23(1):61-63.
- [35] 成小慧.高血压及其危险因素现状调查[J].北方药学,2010,7(6):45-46.
- [36] 朱碧华,陈雪萍,孙曙青.建立社区高血压病友俱乐部实施对高血压病的护理干预[J].护士进修杂志,2004,19(4):344-345.
- [37] 钱桂生.肺癌不同病理类型发病率的变化情况及其原因[J].中华肺部疾病杂志(电子版),2011,4(1):1-6.
- [38] PARKIN D M, BRAY F, FERLAY J, et al. Global cancer statistics:2002 [J]. CA: a cancer journal for clinicians, 2005, 55(2):74-108.
- [39] 李小平,王利妹,周素鲜,等.医源性气胸的发生原因及国内文献复习[J].临床荟萃,1999,14(16):757-758.
- [40] 吴红梅.加快自发性气胸患者肺复张护理策略[J].中华现代护理杂志,2009,

6(6)：526-527.

[41] 彭新德.380例小儿支原体肺炎临床分析[J].当代医学,2013,19(17)：93-94.

[42] 刘建红,王海霞.64例老年人肺炎临床诊治分析[J].当代医学,2009,15(28)：52-53.

[43] 江均贤,黄晓春.无呼吸道症状老年性肺炎的临床特点分析[J].当代医学,2011,17(35)：56-57.

[44] 戴东宁.阿奇霉素治疗小儿支原体肺炎的临床研究[J].中国医药科学,2012,2(20)：66-67.

[45] 李羲,钱桂生.从已知危险因素入手降低肺癌发病率[J].中华肺部疾病杂志(电子版),2012,5(6)：490-492.

[46] 钱桂生.肺癌各病理类型发病率的变化情况及原因[G].中华医学会第五届全国胸部肿瘤及内窥镜学术会议论文汇编,2011：2-7.

[47] GRAY L, HART C L, SMITH G D, et al. What is the predictive value of established risk factors for total and cardiovascular disease mortality when measured before middle age?: pooled analyses of two prospective cohort studies from Scotland [J]. European journal of cardiovascular prevention and rehabilitation. 2010,17(1)：106-112.

[48] MÉSZÁROS D, DHARMAGE S C, MATHESON M C, et al. Poor lung function and tonsillectomy in childhood are associated with mortality from age 18 to 44 [J]. Respiratory medicine, 2010,104(6)：808-815.

[49] GOSKER H R, LENCER N H, FRANSSEN F M, et al. Striking similarities in systemic factors contributing to decreased exercise capacity in patients with severe chronic heart failure or COPD [J]. Chest, 2003,123(5)：1416-1424.

[50] 王丹阳,冯迹,陈莉,等.儿童青少年脂肪体重、去脂体重和肺通气功能的关系[J].生理学报,2010,62(5)：455-464.

[51] 孙秀娣,牧人,周有尚,等.中国胃癌死亡率20年变化情况分析及其发展趋势预测[J].中国肿瘤杂志,2004,26(1)：4-9.

[52] NAKEEB A, COMUZZIE A G, MARTIN L, et al. Galls tones: genetics versus environment [J]. Annals of surgery. 2002, 235(6)：842-849.

[53] 陈捷.胆结石危险因素的探讨[J].现代中西医结合杂志,2011,20(7)：832-833.

[54] 梁志敏.胆结石伴发胃癌的病因学探讨[J].中国医药指南,2013,11(17)：569-570.

[55] 赵元全,陈希宁,朱顺琴,等.胆结石患病趋势研究[J].现代预防医学,2002,29(1)：14-15.

[56] 庄勋,李立明.胆石症危险因素的流行病学研究[J].中华流行病学杂志,1999,

20(3): 54-56.
- [57] 徐闫军.胆结石患病率的发展趋势分析[J].内蒙古中医药,2011(14): 71-72.
- [58] Sndowden J S, Stopford C L, Julien C L et al. Cognitive phenotypes in Alzheimers disease and genetic risk [J]. Cortex, 2007,43(7): 835-845.
- [59] 郭红领,潘建芬,陈宏.胆结石的治疗方法分析[J].医学信息(中旬刊),2011(5): 2099-2100.
- [60] 陈元鸿,李红艳.肝硬化合并胆结石患者的临床特点分析[J].中国综合临床杂志, 2005,21(8): 701-702.
- [61] 司海流,王归真,王东琦.胆结石并发冠心病患者的临床特点[J].齐齐哈尔医学院学报,2006,27(6): 647-648.
- [62] 罗小玲,朱立亚,王金菊.老年胃溃疡的临床特点及内镜检查的护理[J].中外医疗,2010,19: 20-21.
- [63] 冯进和.胃溃疡的手术治疗临床研究[J].求医问药,2010,10(7): 310.
- [64] 何洪波.铝碳酸镁对HP活动性胃溃疡临床疗效的影响[J].中国医药指南, 2010(8): 126-127.
- [65] 张石裕.120例胃溃疡的临床诊治体会[J].中国当代医药,2009,16(24): 56.
- [66] 元志.尼古丁对胃溃疡的影响[J].中国医药指南,2012,10(24): 539-540.
- [67] 封彦青.阑尾功能新认识对阑尾炎防治影响研究[J].当代医学, 2008 (17): 19-21.
- [68] 吴阶平,裘法祖.黄家驷外科学[M].5版.北京: 人民卫生出版社.1993,1232-1237.
- [69] 黄崑,梁松年,郭荣利,等.急性阑尾炎早期动态演变中的超声监测[J].临床超声医学杂志,2012,14(12): 846-848.

第四章
再生科学的奥秘

美好的地球家园,蓝色的星球,是否让全宇宙的生命体都流连忘返呢？身在这样的星球之上,每一个生命个体都是宝贵的,他们为这个星球绽放着自己生命的绚丽。无论是天上翱翔的老鹰,还是水中潜游的鱼儿,都值得赞美。什么词语,都不能完全述说生命的价值、魅力与神奇！

但是,当老鹰失去翅膀,鱼儿失去尾鳍,生命便不再完整,多么可惜啊！如果生命可以重来,如果翅膀、尾鳍可以再生,那这个世界的魅力、这个星球的美丽会更加令人陶醉！科学幻想推动整个人类的科学进程,在电影这一表达方式问世后,科学幻想得到了具象化表达。在科幻片中,我们常常能看到"人类"在受攻击后虽然仅剩残肢断臂,却能瞬间再生回原来的样子,这无疑表达了人们对再生的渴望。在实际的科学研究中,科学家们也一直在探索这样的可能性。从已经成熟的断肢再植手术到在老鼠背上长出一个耳朵,科学家们追求的终极目标是能让生物自身再生长出和原来一样的失去的部分。至今世界上尚未有实验室成功地完成这样的研究,但是再生科学依然让我们着迷。本章将为大家揭开再生科学的面纱。

一、引言

在动物世界中,很多动物都可以再生。从低等动物到高等动物都有不同程度的再生的情况。原生动物中的海绵,就算是碎块也可以恢复成完整的海绵。腔肠动物,如水螅,如果横切成两段或者多段,每段都能重建成完整的一个小水螅。常见的环节动物如蚯蚓,也可以再生。但是蚯蚓不同部位的再生速度不尽相同,头部和中部的再生速度比尾部的再生速度更快。软体动物中的章鱼,也是再生"小能手"。当章鱼被对方抓住后,它会自动抛掉触腕,让触腕的蠕动来迷惑敌人,自己趁机溜走。而在冬天,章鱼会潜入海底,吃自己的触角过冬,直到把八只触角全部吃完,然后冬眠到第二年春天,长出新的触角。而棘皮动物海参和海星,可能就更聪明了。海参在遇到敌人时,会抛出内脏给敌人,自己逃跑。当然了,内脏还是会长出来的。撕裂的海星还可以长成新海星。节肢动物螃蟹和龙虾能再生身体的各种附属器,如触角和足等。有时候会看到有的螃蟹或是龙虾的钳子一大一小,这是因为较小的那只钳子是后来再生出来的。以上这些都是无脊椎动物。与无脊椎动物相比,更高等的脊椎动物中能够再生的就比较少了,其中两栖动物中的蝾螈,当其前肢断掉后还能再生出新的"手"。而爬行动物中,有些也有再生的能力,火蜥蜴就是脊椎动物中唯一可以无限次再生断肢的生物。而我们熟知的壁虎等,也有断尾再生的能力。那么哺乳动物是否也可以断肢再生呢?在动物世界中,鹿是唯一能再生完整的身体零部件的哺乳动物,这个零部件就是鹿角。

在古代流传着这样的故事。传说东有蓬莱,上有仙药,可以"生死人,肉白骨",秦始皇听说后多次派人去东海寻求长生不老药。这说明了从古至今人们对于再生乃至重生的渴望。秦始皇统治天下万年的妄想,到了现代科技发达的年代,是否能够实现呢?是否可以利用生物技术帮助人类,让受到损伤的肢体、器官或者组织再生,形成新的有功能的部分?这也是科学家一直研究的问题。目前而言,重生在现实生活中不切实际,而再生却真实存在。

二、认识再生

1. 再生的分类

再生可以分为两类:生理性再生和病理性再生。生理性再生是指在生理过程中,部分细胞凋亡或衰老,新生细胞出现并保持着原有的结构和功能,维持着机体的完整与稳定,如表皮中角化细胞脱落后,基底细胞增生以保持表皮的形态。病理性再生是指病理状态下细胞或者组织发生损伤后的再生,其包括不完全再生和完全再生,如心肌梗死的心脏中会出现心肌细胞增殖的情况,断尾的壁虎可以重新长出尾巴。而不同的组织,再生能力不同。低等动物的组织细胞再生能力强于高等动物,易损伤的组织和经常更新的组织有较强的再生能力,如胃黏膜、呼吸道黏膜组织等。

2. 器官的再生

(1)肝脏的再生

在人类的脏器中,肝脏具有较强的再生能力,在此我们以肝脏为例来介绍器官的再生。在肝脏大部分切除或者肝损伤严重的情况下,残余的肝细胞仍可以快速生长,以补偿损伤并恢复其生理功能。机体会自我感知再生肝脏的大小,在适当的时候停止生长。肝脏强大的再生能力带给机体强大的恢复能力。有研究显示,人切除肝脏右三叶后,仅剩下约20%的正常肝脏组织,这部分组织能够维持正常的代谢活动,同时进行肝脏再生,恢复肝脏原有形态。在动物实验中,将它们的肝脏切除一半,一个月左右动物肝脏就可以恢复到原状。大鼠甚至可耐受连续12次极限量的肝切除(95%肝脏切除)。现实生活中,有些人狂饮无度,经常酗酒,使肝脏细胞受到广泛损害,但如果及时戒酒并接受相关治疗,大部分肝脏功能能够恢复正常。

为什么肝脏的再生能力这么强?这要从肝脏本身的生理结构说起。整个肝脏是由50万~100万个肝小叶组成的,每个小叶长约2 mm、宽1 mm,几乎单独囊括组成肝脏的所有部分:排成小柱的肝细胞、星状细胞、毛细血管和毛细淋巴管等。因此,实际而言每一个肝小叶都相当于一个小型肝脏。肝小叶数量多而且各具独立性,这就是肝脏再生能力极强的原因。同时,已有的针对肝再生的研究报道表明,BMP-7是成体肝细胞再生及肝脏动态平衡重要的内源性功能调节因子,而在肝脏大部分切除后,循环血中的BMP-7将诱导肝再生。

(2)心脏的再生

既然肝脏可以再生,那么心脏也能再生吗?心肌细胞在特定情况下确实可以持续分裂以维持心脏的正常生理功能,但随着人年龄的增长,其再生的能力逐渐下降。虽然再生能力逐渐下降,但心肌损伤修复的研究却为心脏的再生带来了希望。2014年,首次在哺乳动物(新生小鼠)中运用外科手术(心尖切除及心肌梗死)研究心脏再生,而这个模型有可能揭示哺乳动物在产后心脏再生的分子机制。2015年,美国加州大学伯克利分校与格拉德斯通心血管病研究所发表了他们的一项研究成果——从人体皮肤提取多能干细胞诱导分化成微型心脏组织,这个心脏组织能像正常心脏一样有规律地收缩。这些标志性的事件,都是人类对心脏再生探究的历程,但是如何真正攻克人类的心脏治疗问题还有很长一段路,仍有很多困难等着我们去一一克服。

研究表明,运动会促进小鼠心脏的生理性心肌肥厚,对机体有积极的影响。在近年来的研究热点microRNA领域,也有研究表明转染miR-1和miR-499可以促进胚胎干细胞及心肌干细胞分化成心肌细胞,这种可控制分化可以达到治疗效果。这方面的研究还有很多,如新生小鼠在出生后数天内,如果其心脏出现损伤,则可以进行再生修复,但之后心脏就会失去这种再生能力。新生小鼠在氧依赖的新陈代谢中存在一种保护机制可以介导心肌细胞的再生循环,而小鼠的心脏可能还会出现一个青春期心脏生理性肥大时期,这种持续增长能力会在青春期持续一段时间(2~21)天,当然对这一点目前存在一定的争议。

3. 再生医学

20世纪80年代后期,再生医学开始流行。再生医学是指利用生物学及工程学的理论方法,促进机体自我修复与再生,或用机体细胞生成新的正常组织替换损伤的组织的医学技术。由于再生医学涉及多学科,所以其中任一学科的发展都可以进一步带动再生医学的进步。

再生医学的治疗手段主要包括干细胞领域的突破、组织工程的应用、组织创伤修复及再生等领域的运用。再生的根本为干细胞,因此再生医学与干细胞研究是不可分割的整体。干细胞和再生医学及其相关技术与应用是医学研究领域未来的重要发展方向,具有重大理论研究价值,属于国家的重大需求。

三、了解干细胞

自生命的诞生(受精卵的形成)到生命的逝去,人的一生都离不开干细胞。经过多年的研究,目前干细胞已在许多疾病治疗方面为人类带来福音。因此,干细胞研究在近年来一直是科学家们不懈追求的目标。

1. 干细胞的定义

干细胞是一类无性繁殖细胞,是人体组织的最初来源,是组织发展与再生的基本生物单元,能够自我更新增殖和多向分化。干细胞的功能主要包括两项,一是可以通过分裂维持干细胞群的数量,二是可以分化为特定细胞,进而构成机体的组织器官。干细胞又可以按照分化潜能分为全能干细胞、多能干细胞和单能干细胞,而按照发育状态又可分为胚胎干细胞和成体干细胞。每个人一生中都会经历干细胞的发育过程,最初的干细胞来源为受精卵的分裂和分化,经过胚胎发育及细胞分化等一系列发育过程成为由200多种细胞构成的人体,由此可见胚胎干细胞的分裂分化能力之强。

不是所有能分化的细胞都是干细胞,只有具有以下特点的才能称为干细胞:① 本身不是分化途径的终端;② 能无限地增殖分裂;③ 可连续分裂几代,也可在较长时间内处于静止状态;④ 通过两种方式生长:对称分裂和非对称分裂。对称分裂是形成两个相同的干细胞,而非对称分裂是分裂时胞质分配不均,使得一个子细胞不可逆地成为功能专一的分化细胞,另一个仍作为干细胞保留下来。干细胞分化细胞的数目受分化前干细胞的数目和分裂次数的影响。从其分裂特点来看,干细胞是具有多潜能和自我更新特点的细胞。

2. 干细胞的分化

要想研究干细胞,首先要得到干细胞,这也是早期科学家们思考的问题。1998 年,胚胎干细胞的临床应用取得了重大技术突破。威斯康星大学的詹姆斯·汤姆森(James Thomson)和约翰·霍普金斯大学的约翰·戈哈特(John Gearhart)分别把人的胚胎干细胞和胚芽细胞与小鼠的骨髓间质细胞共培养,培养出的细胞保持着分化为滋养层和中胚层的能力,建立了体外人类胚胎干细胞非分化增殖模型。1999 年,古德尔(Goodell)等将肌肉来源的成体干细胞分化成各种血细胞,建立了成体干细胞的横向分化的模型,为临床应用奠定了基础。当然,干细胞的研究光有分化技术是不够的,分离纯化干细胞也很重要。体内干细胞的数目很少,可以体外通过生长因子及与间质细胞的共培养对干细胞进行非分化增殖而得到大量的干细胞。布吕斯特勒(Brustle)等在体外成功地培养了鼠的胚胎干细胞,为干细胞研究发展提供了新的技术。

3. 细胞核移植

细胞核移植是将卵母细胞去核，转入外源细胞核，发生基因程序重编的细胞核开始新的胚胎发育的过程。细胞核移植能有效地对动物基因进行修改，是唯一可以用来生产大量相同基因型动物的方法。约翰·伯特兰·格登（John Bertrand Gurdon）获得了2012年诺贝尔生理学或医学奖，成为细胞核移植与克隆方面的奠基人。20世纪60年代，他在去核的卵细胞中转入了美洲爪蟾的小肠上皮细胞核，发现一部分重组卵可以长成蝌蚪，一部分蝌蚪可以长成爪蟾。这是人类第一次将动物的成体细胞发育成另一个动物，是"克隆"这一技术的鼻祖，而以后的克隆羊多莉（Dolly）则是克隆技术发展成果的代表。经过多年发展，如今细胞核移植的方法有很多，如电融合法、PEG介导的细胞融合法、显微注射法等，但是对细胞核移植结果的影响因素有很多，因此目前对细胞核移植的探索仍在继续进行中。

四、干细胞研究

1. 胚胎干细胞

胚胎干细胞可以分化成任何类型的组织细胞，其只能通过胚胎获得，来源于哺乳动物胚胎的内细胞团中的二倍体细胞，最初是从发育中的囊胚的内细胞团分离出来的。胚胎干细胞属全能干细胞，在宿主体内能参与发育，形成有功能的细胞。胚胎干细胞在体内外正常分化时，能产生除滋养外胚层和原始内胚层外的内、中、外三个胚层的所有细胞类型，同时也具有在体外不分化的无限增殖能力。这为研究哺乳动物细胞分化和组织形成建立了基本体系,也为临床移植治疗提供了细胞来源。

胚胎干细胞是最重要的一类干细胞,关于这方面的研究和报道有很多。美国布莱根妇女医院的研究人员通过模拟重要的发育线索,成功用多能干细胞生成了肌纤维。美国伊利诺伊大学的研究人员通过从人类胚胎干细胞中分化出前列腺的不同类型细胞,构建了一个微型前列腺类器官(Prostate Organoid)。美国科学家克鲁恩(Kroon)等的研究发现,将人类胚胎干细胞源性胰腺内皮层成功移植进入大鼠后,有效地产生了对葡萄糖发生反应的内皮细胞,这表明人类胚胎干细胞有能力产生葡萄糖应答和胰岛素分泌细胞。在患帕金森症的猴子大脑中植入人类胚胎干细胞后,猴子的病症表现出明显的改善。笹井芳树(Yoshiki Sasai)领导他的研究小组成功地利用人类胚胎干细胞生成第一个视网膜组织。美国加州大学伯克利分校与格拉德斯通心血管病研究所共同诱导干细胞分化为具有心室的跳动的心脏,为研究心脏发育提供了模型;协助筛检可能导致先天性心脏缺陷的药物,保证孕妇用药安全。像这样的科研成果还有很多,种种成果也都表明胚胎干细胞的研究为人类带来了福利。

2. 成体干细胞

干细胞的生命周期并不是无限的,在组织内必须具有足够量的干细胞,才能维持组织器官结构与功能的平衡。而修复的机理有可能是:① 干细胞在体内靶组织微环境中,定向分化成所需的细胞;② 干细胞在体外定向诱导分化为不同类型的细胞,维持内环境的稳态。

成体干细胞容易获取,疗效好,致癌风险小,由于用于自身,不会产生免疫排斥反应,而且也不会涉及伦理道德问题,所以是基因治疗的理想载体。多数时候,成体干细胞处于静息状态,诱导之后会发生分化。成体干细胞的分化主要有以下几个特点:① 成体干细胞具有分化为不同后代细胞的多向分化潜能,能分化形成多种不同组织的细胞;② 成体干细胞分化形成的各种组织细胞具有该种系的功能特点;③ 成体干细胞移植入体内后能存活并分化。研究表明,其分化的机制可能有成体细胞去分化、干细胞污染、细胞融合等。

成体干细胞类型很多,目前研究较成熟的有造血干细胞、脐血干细胞、间充质干细胞和诱导多能干细胞。

(1) 造血干细胞

造血干细胞是造血前体细胞,被认识和应用已经近60年,具有高度自我更新能力和多向分化潜能。成年人的造血干细胞主要分布在骨髓,约占骨髓细胞的0.05%。造血干细胞不断分化产生造血祖细胞,为造血系统提供新细胞。另一方面,造血干细胞自我更新,保持自身数量不变,从而长期维持机体的正常造血功能。

造血干细胞研究至今,硕果累累。首先,造血干细胞本身是目前研究方法最为多样、研究技术手段最为成熟的一类成体干细胞,并且已经被成功运用于临床上对白血病以及先天性免疫缺陷等疾病的治疗。20世纪60年代,造血干细胞通过抽取供体骨髓而获得,这就是造血干细胞移植,又称为骨髓移植。20世纪70年代,几名普通血液病医生在世界上率先利用白细胞抗原技术,成功地用孪生同胞供者的骨髓移植治疗白血病,为世界上第一例,震惊了全世界。之后,单克隆抗体、造血干细胞移植、脐血移植等先后应用于临床并取得成功,使得血液病学研究逐步步入一个欣欣向荣的时代。人体中主要有三个部位产生或储存造血干细胞——骨髓、外周血和婴儿期的脐带。

造血干细胞移植技术救治了众多白血病患者，使急性白血病患者的长期生存率提高到50%～70%。约瑟夫·默里（Joseph Murry）和唐纳尔·托马斯（Donnall Thomas）因此项技术获得了1990年度的诺贝尔生理学或医学奖。1997年，世界上报道了第一例脐血临床移植报告。1999年，在美国纽约市血液中心，纽约政府出资成立了世界第一个脐血造血干细胞库。从此，全球各国都开始建立脐血库，大大提高了骨髓移植的配对成功率，为患者带来福音。中国的骨髓移植研究近年来亦居世界先进水平。1964年，中国造血干细胞移植奠基人陆道培院士成功开展了亚洲首例异体（同基因）骨髓移植；1981年首先在国内成功进行了异基因骨髓移植并获持久植活，极大地推动了中国骨髓移植技术的发展。

（2）脐血干细胞

脐血又称胎盘血或脐带血，是足月胎儿分娩后胎盘和脐带中的血液，可通过静脉穿刺或切开引流收集。脐血干细胞具有自我更新和增殖的能力，可被诱导分化成各种细胞。脐血干细胞分为脐血造血干细胞和脐带间充质干细胞。在临床上，脐血采集有体内采集法和体外采集法两种。尽可能回收脐血中所有干细胞非常重要。建立脐血库和脐血干细胞移植的关键环节是脐血中单核细胞的分离。脐血造血干细胞移植是治疗血液系统疾病的最佳选择。脐带间充质干细胞可分化为软骨细胞、骨细胞、脂细胞、神经细胞及脏壁中胚层，是移植的最佳选择，具有很好的治疗前景。

从以上两种干细胞的巨大功能来看，对于新生儿的脐带血保存尤为重要。不仅如此，脐血干细胞目前对很多疾病治疗研究也具有重大意义,如心脏病、内分泌紊乱、糖尿病、神经障碍性疾病、自闭症等。同时,在伦理学上,脐血干细胞移植比胚胎干细胞和骨髓干细胞移植更有优势,因此研究脐血干细胞对人类健康颇具意义。

(3) 间充质干细胞

1976年,间充质干细胞最先在骨髓中被发现,之后陆续从脐血、外周血、羊水、羊膜、胎盘、肌肉、骨膜及骨骼肌、真皮、脂肪组织、滑膜组织和胰腺等组织中分离出来。间充质干细胞是来源于中胚层的成体干细胞,是组成造血微环境的重要成分,可以向多种组织如骨、软骨、肌肉、韧带、肌腱及基质细胞增殖分化,并且免疫原性弱,是组织工程理想的种子细胞来源。间充质干细胞也具有多向分化能力,如形成骨细胞、脂肪细胞、神经细胞、心肌细胞等的分化。不仅如此,间充质干细胞通过细胞间接触,能分泌各种造血因子,生成骨髓基质,促进造血干细胞的体外增殖、造血干细胞移植后的归巢及植入,加速移植后骨髓造血功能恢复,具有广阔的临床应用前景。

间充质干细胞能在合适的微环境中进一步分化修复损伤组织,还具有支持造血和调节免疫功能,对临床应用有重大意义。以前间充质干细胞通过骨髓采集,会造成创伤,而脐带血比骨髓采集方便、来源广泛,同时已有研究表明脐血来源间充质干细胞在生长速度、培养成功率上虽然低于骨髓来源间充质干细胞,但在细胞表型及分化功能方面无明显差别,故而脐带血作为一种新的间充质干细胞来源也越来越受到重视。

总体而言,间充质干细胞由于取材容易、体外可大量扩增、不存在免疫排斥反应,并可向其他胚层来源的组织分化,成为组织工程最佳种子细胞。成体干细胞跨谱系多向分化是当前科学界研究的热点,对组织器官缺损性疾病、退行性疾病、遗传缺陷等疾病的治疗有重要的作用。

3. 诱导多功能干细胞

胚胎干细胞的研究对人类的未来极具意义,但是随着对干细胞研究的深入,其不足之处也日益显现。如胚胎干细胞的来源问题、机体的排异反应问题及伦理问题等,这些问题在干细胞研究过程中一直困扰着科学家。2006年11月20日,日本京都大学的山中伸弥(Shinya Yamanaka)和美国威斯康星大学的詹姆斯·汤姆森分别在《细胞》(*Cell*)和《科学》(*Science*)杂志上表示通过基因改造的方法使人类体细胞转变为类胚胎干细胞,此类干细胞具有胚胎干细胞的功能。这为干细胞的深入研究带来了新的有利条件。科研人员以"逆转录酶病毒"为载体,向皮肤细胞中植入四个基因(Oct4、Sox2、Klf4和C-Myc,OSKM),通过基因重新编排,使皮肤细胞具备胚胎干细胞的功能。这种被改造过的细胞称作诱导多能干细胞(iPS)。2012年,诺贝尔生理学或医学奖授予了约翰·伯特兰·格登和山中伸弥,以表彰他们的重大发现——体细胞可以分化重编程为多能干细胞。

iPS,通过基因转录因子在受体细胞内过量表达,诱导细胞去分化,使成体细胞重编程为多能干细胞。iPS的主要特征包括:能够形成胚胎干细胞样的集落,胞核较大,核质比高,碱性磷酸酶(AP)染色呈阳性,表达内源性Oct4、Sox2和Nanog,端粒酶活性提高,能在裸鼠体内形成畸胎瘤,等等。iPS解决了用体细胞核移植技术进行重编程对设备及操作技术的要求,也解决了成体细胞与胚胎干细胞进行融合后核型异常的问题。iPS作为安全、高效、有临床应用价值的治疗型干细胞,有望作为细胞替代治疗的种子细胞。虽然还有很多问题,但随着研究的深入,其在临床上的价值将一一体现,甚至有望成为 21 世纪最伟大的医学生物学成就之一。

五、社会伦理

科学技术在发展的过程中,必须要遵循伦理道德的底线。科学技术是客观的,不会依照人们的主观意愿发展,在干细胞领域即出现了这样的情况。当干细胞和人类克隆发生交集时,那更是牵动了全人类的心。1998 年,美国科学家汤姆森首次成功从自愿捐献的治疗不育症剩下的囊胚中分离和培养出人类胚胎干细胞,震惊美国。成果发表后的第三天,当时的美国总统克林顿致函国家生命伦理委员会(NBAC)主席沙匹洛(Shapiro),要求提出质询,从此拉开了对干细胞及克隆技术等相关研究的伦理争论。美国反对克隆人类胚胎的观点包括:其一,人类早期胚胎也是生命,为了获取一些有用的细胞而毁灭它,是不符合伦理道德的。其二,如果克隆人类胚胎合法,就意味着克隆人的管制放松,将来可能导致克隆人的出现。而支持者则有不同意见,有人认为,作为一个"人",必须要有自我意识甚至是社会属性,而胚胎却不具有这些基本属性。克隆分为治疗性克隆和生殖性克隆。治疗性克隆是利用胚胎干细胞模拟人体组织供医学研究和临床治疗。对于生殖性克隆,即通常所说的克隆人,各国政府、国际人类基因组伦理委员会和多数科学家认为其违背了生命伦理原则,明确表示反对。

赞同者的解释与科研的限制似乎在某些层面解决了反对者的疑问,但实际中产生的伦理问题远非如此简单就可以得到结论。人们对于这方面的研究仍有各种争议,如:早期的胚胎就是生命吗?是否有人出于经济考虑故意怀孕然后出售胚胎?胚胎干细胞是个人财产,可以自由买卖吗?是否会有人借机研究人畜嵌合体杂种呢?种种问题萦绕在人们心头,在引起思考的同时也引发了担忧甚至是恐慌。这场争论与全球干细胞研究的竞争态势不无关联。2009 年 3 月,时任美国总统奥巴马取消联邦经费不支持干细胞研究的禁令,美国国立卫生研究所(NIH)放宽了胚胎干细胞研究范围,美国食品和药物管理局(FDA)还批准了多项胚胎干细胞临床试验项目,推动美国干细胞研究的发展;在欧洲,干细胞研究领先的英国,2008 年首先成功完成骨髓干细胞气管手术;在亚洲,日本诱导多功能干细胞成功之后,宣布要行"举国体制"来巩固本国干细胞研究的优势;全球已有 300 多家公司从事干细胞研究。干细胞也有各种法律的约束,如英国的《人类受精和胚胎学法令》、德国的《胚胎保护法》等。为了符合生命伦理原则、遵守国际生命伦理准则和我国的相关规定、促进人胚胎干细胞研究的健康发展,我国国家科技部、卫生部发布了《人胚胎干细胞研究伦理指导原则》。

至今,胚胎干细胞的研究仍处于起步阶段,最终干细胞的研究会给人类医学带来怎样的革命,我们将拭目以待。但是无论如何,都希望所有的科研工作以造福人类为最终目标而进行,也希望干细胞研究能给人们带来更多福音。

小结

生命的色彩是美好的,绚烂的;生命脉动的韵律是轻灵的,动听的。但在生命中,总有些瑕疵,让人痛心遗憾。再生的科学还在发展的道路上摸索,距离完全造福人类还有很长一段路。在这一过程中,维护生命的伦理和圣洁,是所有科学家的底线。对生命负责,才能懂得生命那绚烂的色彩,才能理解那轻灵的生命脉动。本章主要介绍了再生科学的基本概念,从生物界普遍存在的再生现象出发,讲解了哺乳动物的器官再生和再生医学的研究目标。不同来源的干细胞,为再生医学的临床实践提供了细胞基础。同时,围绕再生医学还有很多相关的社会伦理争议需要我们共同去克服。

思考与练习

1. 列举生物界常见的再生现象。
2. 肝脏再生的生物学基础是什么?
3. 再生医学主要由哪些学科共同协作完成?
4. 列举三类常见的干细胞并说明其特性。

本章参考文献

[1] 刑湘臣.动物再生之王:海绵[J].海洋世界,1994(8):18.
[2] 孙修勤,郑法新,张进兴.海参纲动物的吐脏再生[J].中国海洋大学学报,2005,35(5):719-724.
[3] 梁祖霞.漫话动物的再生[J].科技潮,2002(3):44.
[4] 子常.动物肢体再生术[J].科技潮,2010(6):54-55.
[5] 王雄国.动物的再生[J].生物学通报,1985(3):14-15.
[6] 石磊.器官再生是由什么控制的?[J].世界科学,2005(10):21-22.
[7] 王志富.动物的自残与再生[J].生物学杂志,1991(3):34.
[8] 董为.鹿角的脱落替换与器官再生[J].化石,2008(3):2-5.
[9] 戴尅戎,李慧武.再生医学[J].国际骨科学杂志,2006,27(2):66-69.
[10] 齐莉萍,戈峰.再生研究与再生医学[J].生命的化学,2003,23(3):201-203.

[11] 付小兵.中国的再生医学研究：需求与转化应用[J].解放军医学杂志,2012,37(3)：169-171.

[12] 江虎军,孙瑞娟,裴端卿,等.干细胞与再生医学的发展现状及重要意义[J].中国科学院院刊,2011,26(2)：174-178.

[13] LIN T Y, CHEN C C. Metabolic function and regeneration of cirrhotic and non-cirrhotic liver after hepatic lobectomy in man [J]. Annals of surgery, 1965, 162(6)：959-972.

[14] STARZL T E, KOEP L J, WEIL R, et al. Right trisegmentectomy for hepatic neoplasms [J]. Surgery gynecology and obstetrics, 1980, 150(2)：208-214.

[15] NAGASUE N, KOBAYASHI M, WAKI A, et al. Effect of 5-fluorouracil on liver regeneration and metabolism after partial hepatectomy in the rat [J]. Cancer, 1978, 41(2)：435-443.

[16] JIRTLE R L, MICHALOPOULOS G. Effects of partial hepatectomy on transplanted hepatocytes[J]. Cancer research, 1982(42)：3000-3004.

[17] SUGIMOTO H, YANG C, LEBLEU V S, et al. BMP-7 functions as a novel hormone to facilitate liver regeneration [J]. FASEB journal, 2007, 21(1)：256-264.

[18] MAHMOUD A I, PORRELLO E R, KIMURA W, et al. Surgical models for cardiac regeneration in neonatal mice [J]. Nature protocols, 2014, 9(2)：305-311.

[19] 胡珉琦.人造器官,遥远的征途[J].中国科学报,2015-07-31(8).

[20] BOSTRöM P, MANN N, WU J, et al. C/EBPβ controls exercise-induced cardiac growth and protects against pathological cardiac remodeling [J]. Cell, 2010,143(7)：1072-1083.

[21] SLUIJTER J P, VAN MIL A, VAN VLIET P, et al. MicroRNA-1 and-499 regulate differentiation and proliferation in human-derived cardiomyocyte progenitor cells [J]. Arteriosclerosis, thrombosis, and vascular biology, 2010, 30(4)：859-868.

[22] PUENTE B N, KIMURA W, MURALIDHAR S A, et al. The oxygen-rich postnatal environment induces cardiomyocyte cell-cycle arrest through DNA damage response [J]. Cell, 2014, 157(3)：565-579.

[23] NAQVI N, LI M, CALVERT J W, et al. A proliferative burst during preadolescence establishes the final cardiomyocyte number [J]. Cell, 2014, 157(4)：795-807.

[24] MIRONOV V, VISCONTI R P, MARKWALD R R. What is regenerative

medicine? Emergence of applied stem cell and developmental biology [J]. Expert opinion on biological therapy, 2004, 4(6): 773-781.

[25] KAJSTURA J. Myocyte turnover in the aging human heart[J]. Circulation research, 2010, 107(11): 1374-1386.

[26] XU H, YI B A, CHIEN K R. Shortcuts to making cardiomyocytes [J]. Nature cell biology, 2011, 13(3): 191-193.

[27] Loffredo F S, Steinhauser M L, Gannon J, Lee R T. Bone marrow-derived cell therapy stimulates endogenous cardiomyocyte progenitors and promotes cardiac repair [J]. Cell stem cell, 2011, 8(4): 389-398.

[28] 邓琴,周智兴.干细胞研究进展[J].宜春学院学报,2004,26(6):85-87.

[29] 姚魁武,王阶,张良登.干细胞在心脏再生医学中的作用及中医药研究策略[J].中国组织工程研究与临床康复,2011,15(19):3581-3583.

[30] THOMSON J A, ITSKOVITZ-ELDOR J, SHAPIRO S S, et al. Embryonic stem cell lines derived from human blastocysts[J]. Science, 1998, 282: 1145-1147.

[31] 张绪斌,王丁,杨博贵,等.干细胞研究的理论与实验[J].中国临床康复,2006,10(21):126-131.

[32] BRUSTLE O, JONES K N, LEARISH R D, et al. Embruonic stem cell derived glial precursors: a source of muelinating transplants[J]. Science, 1999, 285: 754-756.

[33] NAGASHIMA H, FUJIMURA T, TAKAHAGI Y, et al. Development of efficient strategies for the production of genetically modified pigs [J]. Theriogenology, 2003, 59(1): 95-106.

[34] 壁昭.从诺奖说开去[J].药物与人,2012,25(11):1.

[35] 周竹娟.核移植影响因素研究进展[J].生物医学工程学杂志,2009,26(4):895-899.

[36] EVANS M J, KAUFMAN M H. Establishment in culture of pluripotential cells from mouse embryos [J]. Nature, 1981, 292(9): 154-156.

[37] 张瑞莹,周郦楠.胚胎干细胞应用及其伦理学问题[J].中国组织工程研究与临床康复,2007,11(15):2919-2922.

[38] 王庆忠,刘以训,韩春生.胚胎干细胞多潜能性维持的分子机制[J].科学通报,2005,50(15):1556-1566.

[39] 郭晓霞,贺福初.胚胎干细胞的研究与利用[J].科学通报,2000,45(5):467-474.

[40] CHAL J, OGINUMA M, AL TANOURY Z, et al. Differentiation of

pluripotent stem cells to muscle fiber to model Duchenne muscular dystrophy [J]. Nature biotechnology, 2015, 33(9): 962-969.

[41] CALDERON-GIERSZAL E L, PRINS G S. Directed Differentiation of Human Embryonic Stem Cells into Prostate Organoids In Vitro and its Perturbation by Low-Dose Bisphenol A Exposure [J]. Plos one, 2015, 10(7): e0133238.

[42] KROON E, MARTINSON L A, KADOYA K, et al. Pancreatic endoderm derived from human embryonic stem cells generates glucose-responsive insulin-secreting cells in vivo [J]. Nature biotechnology, 2008, 26(4): 443-452.

[43] DOI D, MORIZANE A, KIKUCHI T, et al. Prolonged maturation culture favors a reduction in the tumorigenicity and the dopaminergic function of human ESC-derived neural cells in a primate model of Parkinson's disease[J]. Stem cells, 2012, 30(5): 935-945.

[44] NAKANO T, ANDO S, TAKATA N, et al. Self-formation of optic cups and storable stratified neural retina from human ESCs [J]. Cell stem cell, 2012, 10(6): 771-785.

[45] MA Z, WANG J, LOSKILL P, et al. Self-organizing human cardiac microchambers mediated by geometric confinement [J]. Nature communications, 2015, 6: 7413.

[46] TAKAHASHI K, YAMANAKA S. Induction of pluripotent stem cells from mouse embryonic and adult fibroblast cultures by defined factors[J]. Cell, 2006, 126(4): 663-76.

[47] 成德,雷蕾,卢智娟,等.诱导多能干细胞(iPS)的诱导培养与鉴定[J].生物工程学报,2010,2 6(4): 421-430.

[48] BYRNE J A, PEDERSEN D A, CLEPPER L L, et al. Producing primate embryonic stem cells by somatic cell nuclear transfer[J]. Nature, 2007, 450 (7169): 497-502.

[49] COWAN C A, ATIENZA J, MELTON D A, et al. Nuclear reprogramming of somatic cells after fusion with human embryonic stem cells [J]. Science, 2005, 309(5739): 1369-1373.

[50] 廖新化.从骨科医生到诺贝尔奖得主: Shinya Yamanaka(山中伸弥)发现 iPS 的研究历程[J].生命的化学,2013,33(1): 118-123.

[51] 申红芬,姚志芳,肖高芳,等.诱导性多潜能干细胞(iPS cells): 现状及前景展望[J].生物化学与生物物理进展,2009,36(8): 950-960.

[52] 王磊,闫益波,苗永旺.成体干细胞的研究现状与展望[J].中国畜牧兽医.2007, 34(4): 79-81.

[53] 莫显明.成体干细胞与干细胞疾病[J].中国修复重建外科杂志,2007,21(7): 759-762.

[54] 吴世凯,丁长才,柏芸,等.成体干细胞临床应用研究[J].现代生物医学进展, 2010,10(14):2763-2767.

[55] 周卓妍,杨默,Jiang Y H.成体干细胞及其分化机理[J].中国实验血液学杂志, 2005,13(3):353-357.

[56] VERFAILLIE CM. Adult stem cells: assessing the case for pluripotency[J]. Trends in cell biology, 2002, 12 (11): 502-508.

[57] GINIS I, LUO Y, MIURA T, et al. Differences between human and mouse embryonic stem cells [J]. Developmental biology, 2004, 269(2): 360-380.

[58] 王琪,方向东,戚正武.干细胞的研究进展[J].细胞与分子免疫学杂志,2001, 17(1):91-94.

[59] 张岩.造血干细胞生物学:研究与展望[J].生命科学,2009,21(5):679-689.

[60] 唐佩弦.造血干细胞研究发展历史引发的思考[J].中国实验血液学杂志,2005, 13(5):723-732.

[61] 张玉勤.两名器官移植先驱者荣获1990年诺贝尔医学奖[J].国外医学情报, 1991(3):1.

[62] GLUCKMAN E, ROCHA V, BOYER CHAMMARD A, et al. Outcome of cord blood transplantation fromrelated and unrelated donors. Eurocord Transplant Group and the European Blood and Marrow Transplantation Group [J]. New England journal of medicine, 1997, 337: 373-381.

[63] 刘荷中,谢超,唐佩弦.我国骨髓移植的过去、现在与未来[J].医学与哲学,1998, 19(5):225-228.

[64] TYNDALL A, WALKER U A, COPE A, et al. Immunomodulatory properties of mesenchymal stem cells: a review based on an interdisciplinary meeting held at the Kennedy Institute of Rheumatology Division, London, UK, 31 October, 2005 [J]. Arthritis research and therapy, 2007, 9(1): 301.

[65] 党建红.脐血干细胞的生物学特性及其应用[J].国际妇产科学杂志,2011,38(2): 89-92.

[66] 田晓宇.脐血干细胞的特性及其临床应用[J].中国组织工程研究与临床康复, 2009,13(36):7197 7200.

[67] 尹成玉,崔勇,刘韬,等.脐血干细胞治疗视神经损伤的临床观察[J].科技信息, 2012(9):419-420.

[68] 杨华强,张荣环,李贞艳,等.脐血干细胞和脐带间充质干细胞联合移植治疗自闭症[J].现代中西医结合杂志,2012,21(30):3307-3308.

[69] TSAI M S, LEE J L, CHANG Y J, et al. Isolation of human multipotent mesenchymal stem cells from second-trimester amniotic fluid using a novel two-stage culture protocol [J]. Human reproduction, 2004,19(6): 1450 - 1456.

[70] 侯萍,李剑平. 间充质干细胞生物学特征及体外向血管内皮细胞的诱导分化[J]. 中国组织工程研究与临床康复,2007,11(20): 4021 - 4024.

[71] 庞永刚,崔彭城,陈文弦,等. 人骨髓间质干细胞作为骨、软骨组织工程种子细胞的实验研究[J]. 细胞与分子免疫学杂志,2004,20(3): 306 - 309.

[72] BIANCO P, RIMINUCCI M, Gronthos S, et al. Bone marrow stromal stem cells: nature, biology, and potential applications [J]. Stem cells, 2001,19(3): 180 - 192.

[73] 张凯,王毅,刑国胜. 间充质干细胞的生物学特性及多向分化潜能[J]. 中国组织工程研究与临床康复,2008,12(3): 539 - 542.

[74] ROBERTS R, GALLAGHER J, SPOONCER E, et al. Heparan sulphate bound growth factors: a mechanism for stromal cell mediated haemopoiesis [J]. Nature, 1988, 332(6162): 376.

[75] COOMBE D R, WATT S M, PARISH C R. Mac - 1 (CD11b/CD18) and CD45 mediate the adhesion of hematopoietic progenitor cells to stromal cell elements via recognition of stromal heparan sulfate [J]. Blood, 1994, 84(3): 739.

[76] 邹叶青,贺文凤,石庆之,等. 骨髓与脐带血间充质干细胞的生物学特性比较[J]. 中国组织工程研究与临床康复,2008,12(21): 4141 - 4143.

[77] 丘祥兴,沈铭贤,胡庆澧. 干细胞研究伦理[J]. 生命科学,2012,24(11): 1308 - 1317.

[78] 游俊. 胚胎干细胞研究的伦理探讨[J]. 湖北大学学报,2004,31(2): 143 - 148.

[79] 董效信,任晓敏,董雅妮. 胚胎干细胞研究的伦理和心理学问题[J]. 中国组织工程研究与临床康复,2011,15(49): 9303 - 9306.

[80] 朱森. 有关胚胎干细胞的伦理学讨论[J]. 中国医学伦理学,2003,16(2): 6 - 11.

[81] 胡庆澧,丘祥兴,沈铭贤. 干细胞研究与应用的伦理思考[J]. 中国医学伦理学,2010,23(3): 5 - 9.

[82] 丘祥兴,高志炎,陈仁彪,等. 人类干细胞研究及若干伦理问题[J]. 医学与哲学,2001,22(10): 54 - 58.

[83] 中华人民共和国科技部和卫生部. 人胚胎干细胞研究伦理指导原则[Z]. 2003 - 12 - 24.

第五章
心脏再生之路

美国加州大学伯克利分校与格拉德斯通心血管病研究所的研究团队将患者的皮肤细胞诱导成诱导多功能干细胞,然后将其分化成心肌细胞,并将心肌细胞移植到细胞外基质的支架上,培育出能够像正常心脏一样收缩的迷你版的心脏。该研究结果一经公布,便引起了全世界的广泛关注,这无疑给世界上心脏疾病的患者带来了曙光。

虽然上述研究取得了突破性进展,但是心脏再生的研究历史却异常艰辛。早期经典研究均认为心脏是一种终末端分化的器官,不能够自身产生新的心肌细胞,只能通过原有细胞自身肥大的方式来应对一些疾病的损伤。这一传统理论在很长一段时间内影响着人类在心血管领域的研究。直到1975年,阿德勒(C. P. Adler)对这一传统的理论提出质疑,认为心脏是具有再生能力的。他带领的研究团队通过测量不同年龄的病理性心肌肥大患者的DNA数量,发现大部分心肌细胞的细胞核中有四套甚至是多极化的DNA数量(正常的体细胞的细胞核中一般只有两套DNA)。他们进一步通过检测出生后到成年的男性和女性的心室内的心肌细胞数,发现心肌细胞的数量显著增加。这些证据表明,心肌细胞是具有再生能力的,只不过在一般情况下这种再生能力是比较微弱的。但是在一些病理条件下,一部分心肌细胞会重新进入细胞周期,更新替代损伤的细胞。心肌细胞的再生能力很微弱,如何加强这种微弱的再生能力从而达到心脏再生的目的,是目前研究的重点。

一、心脏再生研究的历史

虽然心脏再生是近些年才提出来的概念,但是对于心脏再生的观察最早可以追溯到 1914 年,当时一份德国的生物报告指出,人类婴儿可以通过自身修复白喉病引起的小范围心肌损伤。1950 年,苏联生物学家西尼岑(Sinitsyn)成功修复了狗心脏中一个 16 mm^2 的小洞。1954 年,生物学家帕拉(Pauel)公布了哺乳动物成年大鼠和新生小猫具有修复微小心脏损伤功能的案例。1973 年,美国著名生物学家贝克尔(Rotert O. Becker)发现蜥蜴的心脏被切割以后,能在几小时内迅速再生至原样。贝克尔还发现原胚细胞(Blastema cells)逆转并生成了心肌细胞。1979 年,美国密歇根大学的卡尔森(Bruce Carlson)和珀森(Phil Person)运用电子显微镜同样证实了这一细胞逆转再生心肌细胞的现象。随着 20 世纪末期分子生物学的发展,阿德勒等人从 DNA 合成与复制层面揭示出心肌系统细胞重新进入有丝分裂的现象。进入 21 世纪后,心脏再生研究进入爆发期,科学家们先后揭示出心肌细胞会在心梗等损伤时出现增殖的现象,仔鼠在出生后数天内心脏具有强大的再生能力,以及运动后心脏出现再生的现象。在 21 世纪之前,科学家主要发现并确认了心脏可以再生这一现象,发现的再生现象主要集中在病理情况下,而近年科学家们的眼光则主要集中在心脏再生机制的研究上面,局限于病理条件,更多地关注生理情况下心脏再生的机制研究。这为寻找心肌再生的方法和全球心血管疾病患者的治疗带来了新的可能。

二、心脏再生的途径

目前,科学家们对于心脏再生手段的研究主要集中在以下三个方面:干细胞治疗、其他细胞类型转化以及心肌细胞内源性增殖(见图 1)。

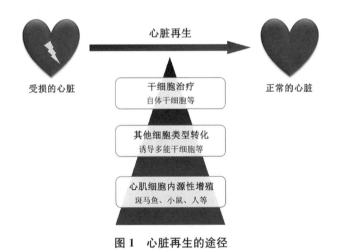

图 1　心脏再生的途径

1. 干细胞治疗

干细胞在心脏再生中有着强大的作用。科学家曾进行过一项著名的临床实验。科学家们选取了八名接受心脏移植手术的男性患者,他们在移植手术中接受的是来自女性的捐赠人的心脏(男性含有Y染色体,女性则不含有)。移植成功后,科学家们再次去检测这些移植的心脏,令人惊奇的是,心脏中的心肌细胞、小动脉和毛细血管中都能检测出Y染色体的存在,也就是说心肌细胞在移植成功后发生了增殖。这项检测结果不仅能说明心脏具有再生能力,而且表明在受体的体内其他的器官中存在一些内源性的干细胞,它们能够进行增殖,通过转分化,成为心脏细胞系统。从此,对干细胞的研究便牢牢地抓住研究者的目光。与此同时,种类各异的干细胞治疗研究也逐步走向高潮。

在众多针对心脏损伤治疗的研究中,自体干细胞治疗法一度被人们认为是科学界的重大发现,而发现的过程也十分曲折,让人们意识到科学研究的过程就是不断去伪存真的过程。斯淘尔(Bodo-Eckehard Strauer)教授早在2001年便发表了相关的实验结果。但是随着研究的不断深入,越来越多的证据表明斯淘尔教授存在学术不端的行为,于是他的实验结果也遭到了人们的怀疑。在研究中,斯淘尔教授采集患者自体骨髓干细胞,然后注射到患者的冠状动脉中,他认为这种治疗方式可以改善心脏病患者的心功能。但是斯淘尔教授随后十数年的研究,暴露出越来越多的问题,比如,有的论文说这些患者是随机选择,然而另一批患者不是随机分组,却也得出完全相同治疗效果的结论。根据《自然》(*Nature*)杂志的报道,2012年杜塞尔多夫大学成立了专门的调查委员会对此进行了将近两年的调查,该委员会于2014年2月24日提交了调查报告,但目前仍没有公开详细信息。

科学界从不缺乏"真"和"伪"的斗争，但"伪"科学永远不会打败人类探索"真"科学的激情。

虽然自体干细胞治疗法在患者的临床研究中存在伪科学的研究报道，但是在其他动物模型中，科研工作者却有了新的发现，其中骨髓间充质干细胞被应用到心脏再生修复中。骨髓间充质干细胞具有调节机体造血功能和调节细胞微环境从而调控细胞分化的作用。2010年，康斯坦丁（Konstantinos）在《循环研究》（*Circulation Research*）杂志上发表研究成果。他发现，约克夏猪（Yorkshire swine）发生心肌梗死损伤后能够刺激心脏前体祖细胞的增殖和分化成心肌细胞。为了探寻和证实刺激的来源，康斯坦丁将公猪的骨髓间充质干细胞注射进母猪受损后的心脏。2011年，弗朗西斯科（Francesco）在国际著名期刊《细胞》上发表了研究成果。他得出的结论与康斯坦丁的结论相似，认为骨髓间充质干细胞可以通过调节心脏前体祖细胞修护受损的心脏。他在研究中采用的是一种心肌细胞特异性表达绿色荧光蛋白（GFP）的小鼠模型，从而验证骨髓间充质干细胞治疗法不是骨髓间充质干细胞本身治疗受损的心脏，而是骨髓间充质干细胞激活了内源性心脏前体祖细胞，从而起到了修护损伤心脏的作用。

通过定点注射骨髓间充质干细胞，就像在受损的心脏中为心肌细胞找到了一个"朋友"，而这个"朋友"并不是帮工，也就是说不是顶替受损的心肌细胞，它其实是一个调解者。它通过释放信号激活了一直处于休眠状态的心脏前体祖细胞，从而治疗受损的心肌细胞。

心肌细胞还存在许许多多的"朋友"，比如内皮祖细胞、造血干细胞、脂肪间充质干细胞等。在2010年1月的《美国心脏病学会杂志》

（*JACC*）上，德国哥廷根大学医学院心脏中心的研究发现，肥胖会阻止心血管的修复能力，减肥可以改善这种情况。骨髓产生内皮祖细胞，保护血管内皮，再生血管。这是第一次发现肥胖影响内皮祖细胞的现象。该研究结果显示肥胖者所患的高血糖、高胆固醇等疾病能抑制内皮祖细胞支持血管再生的功能。这一成果对心血管疾病的预防和预后有着重要作用。中国人民解放军总医院的杨俊杰在《干细胞移植修复受损心肌》中指出，体外实验发现内皮祖细胞在细胞因子的作用下可迅速增殖并分化成内皮细胞，体内实验发现内皮祖细胞可以归巢到心肌受损的缺血部位，并促进受损部位的血管生成，同时改善左心室功能，延缓左心室重构，减少心肌细胞的凋亡。

除了引入"好朋友"这种方式外，科学家们也在试图引入"替工"细胞，比如骨骼肌祖细胞。心脏和肌肉都具有收缩功能，心脏也正是依靠其收缩功能成为人体的"马达"的。于是科学家就试图用骨骼肌细胞去替代心肌细胞，并且这种替代不是直接的替代，而是通过移植入骨骼肌祖细胞的方式。2004年，曼纳什（Menasche）在《心血管治疗专家综述》（*Expert Review of Cardiovascular Therapy*）杂志发表研究成果，指出通过移植骨骼肌祖细胞能够改善受损伤心脏的功能。但是这种方法因其供体来源问题和骨骼肌与心肌细胞电生理的不同等原因，并没有得到深入的探索。

虽然自体干细胞对于受损的心脏修复有一定的作用，但是这些干细胞一般都面临生存能力和驻留能力低下的问题。同时在一些病理条件下，如炎症因子的作用或是细胞生存环境中营养物质的缺乏，都会使细胞的生存能力明显弱于体外培养。另外，体内细胞之间的相互粘连基质与支撑细胞的缺失，使注射的细胞往往会流向其他的组织器官,无法达到预期目标。在提高干细胞生存率和驻留时间的时候,研究人员发现干细胞在与一些细胞因子共同培养的情况下,修复能力会更强。研究人员认为骨髓间充质干细胞治疗的机制为旁分泌而不是直接分化的作用。2013年,贾森(Jason)也在《循环研究》杂志上发表论文,称骨髓间充质干细胞治疗心脏损伤是通过转分化和旁分泌途径机制,同时也报道骨髓间充质干细胞疗法可以提高心脏的存活率、减小梗死面积、改善心功能等。

目前在对干细胞治疗分泌机制的研究中,针对干细胞的研究以外泌体的分泌方式促进心脏再生的研究较为前沿。

2015年,《循环研究》报道了胚胎干细胞来源的外泌体可以促进心肌梗死后的心肌修复。体外实验发现小鼠胚胎干细胞来源的外泌体可减缓大鼠心肌细胞H9C2细胞缺氧时的凋亡,减缓胚胎成纤维细胞H_2O_2处理后的凋亡,促进脐静脉内皮细胞(HUVEC)的成管。小鼠进行心肌梗死手术后,在心肌梗死边缘区注射胚胎干细胞来源的外泌体,四周后心脏功能、心肌梗死面积等各项指标均明显改善。组织切片的免疫组化等检测证实外泌体可以促进血管新生(毛细血管密度)和心肌细胞增殖。此外,外泌体可促进心肌前体细胞的存活及增殖。基因芯片分析证实外泌体中含有差异表达的microRNA,其中miR-294起着重要作用。

另外,iPS分泌的外泌体,在缺血再灌注损伤中,也具有促进心肌修复、抵抗心肌损伤的作用,而且iPS的外泌体能够向心肌细胞运送miR-21和miR-210,这对心肌细胞的再生具有比较重要的意义。

美国北卡罗来纳大学程柯教授研究团队的动物实验和一期临床实验数据均表明注射干细胞能显著促进心肌梗死患者的心肌再生,

并减小心脏瘢痕组织。他们进而发现，超过70%的干细胞治疗效果来源于间接的旁分泌效应，如促进血管和心肌再生、动员和归巢受体内源性干细胞等，而非直接分化成心肌细胞或血管内皮细胞。然后他们做了进一步研究，发现干细胞的条件培养液中存在大量外泌体，这些外泌体携带多种microRNA。在小鼠心肌梗死模型中，注射干细胞外泌体或合成的microRNA激动剂，能起到保护心脏的作用，并促进心肌修复和再生，其治疗效果和移植干细胞的效果类似。

最近的研究发现，不仅仅是干细胞里面的外泌体对心肌修复再生具有保护作用，血液中的外泌体似乎具有同样的作用。来自英国伦敦大学的研究者于《美国心脏病学会杂志》上发表的文章中提到内源性血浆外泌体可以传送信号到心脏并提供保护作用，防治缺血再灌注损伤，从而起到保护心肌的作用。小鼠进行缺血再灌注手术前，尾静脉注射外泌体，可以减少心脏梗死面积，梗死面积从48%显著降低到25%。外泌体通过其膜表面上的热休克蛋白HSP70结合到受体细胞膜表面的Toll样受体4（TLR4）上，通过p-ERK1/2激活p38 MAPK，磷酸化另一种保护性热休克蛋白HSP27，从而保护心脏。目前的研究说明，外泌体也许会成为心脏修复的一个重要手段。

2. 其他类型细胞的转分化

日本京都大学生物学家山中伸弥凭借在2006年的研究中发现的iPS荣获2012年度的诺贝尔生理学或医学奖，这一研究发现为生物学特别是再生科学的研究带来了一个全新的可能，这一研究表明iPS技术为体细胞进行重新分化提供了可能。

在心脏再生领域，iPS的应用研究也并非一帆风顺。在山中伸弥获得诺贝尔奖之后，首先吸引科学家眼球的是东京大学的一位客座研究员森口尚史（Hisashi Moriguchi），他声称自己向一位心脏疾病的患者体内注射了心脏 iPS，称这项技术使患者的心功能得到了明显的改善。森口尚史的研究给了患者希望，但同时受到了同行科学家们来自伦理的深刻质疑。因为 iPS 的研究目前仍不成熟，在用于临床治疗之前还需要更多的实验和验证。

虽然这项技术首次用于心脏再生颇具争议，但是越来越多的科学研究为 iPS 治疗心脏损伤提供了支持。iPS 被认为是目前最理想的心肌细胞来源，将 iPS 注射进心脏，相当于为原有受损的心肌细胞送去了健康的心肌细胞。也有越来越多的研究使用 iPS 加工制成人工"心肌膜"治疗心脏疾病，更有甚者，试图采用 iPS 培养出一个全新的心脏。

根据日本放送协会（NHK）的消息，大阪大学心血管外科泽芳树（Yoshiki Sawa）教授的研究小组将诱导多功能干细胞来源的心肌细胞加工成直径为数厘米的薄膜状组织——"心肌膜"，将其移植给心力衰竭患者后，发现患者的心功能得到了改善。该研究小组在 2016 年向国家提出申请，计划 2017 年开始进行移植手术的方向的探讨。这个 iPS 制作的"心肌膜"是世界首次再生医疗产品实用化。研究小组已经确定了"心肌膜"能够改善动物心脏机能，接下来继续拓展研究安全性和效果相关方面。相信未来再生医疗产品会越来越多，帮助更多的患者远离病痛。

如果说采用 iPS 加工制作"心肌膜"是一种创造性的开发，那么采用 iPS 细胞培养心脏就是科学界最大的奇思妙想。2015 年美国科研人员在《循环研究》中提出，通过从患者皮肤提取细胞，使用信使 RNA（mRNA）诱导技术可以将其更高效地诱导成干细胞，进而诱导成心脏。通过灌注清洗心脏组织中残留的存活细胞,他们获得了心脏细胞外基质,这相当于获得了一个心脏框架。之后,将诱导的心脏细胞注射进这个心脏框架里,经过几天的培养,心脏细胞长成具有收缩能力的肌肉组织后再放入含有养分和模拟心脏生长环境的生物反应器里。两个星期后,通过电流测试发现"人造心脏"能像正常的心脏那样收缩。但是,需要培养出至少10亿个心脏细胞才能产出一颗符合人体大小的心脏。未来研究的方向是制造更多数量的心脏细胞,希望做出真正临床应用的心脏,目前一切还处于科研试验阶段。

不难发现,iPS技术的开发为生产制造心肌细胞提供了重要的技术基础,但是如何将其运用于实际临床的心脏再生,治疗心肌损伤,一方面取决于科学技术的发展,另一方面则取决于创新创意的开发。

3. 心肌细胞增殖(斑马鱼、小鼠、人)

人类已经知道新生的心肌细胞是能够增殖的。然而,心肌细胞是否能够一直维持这种自我更新的能力尚未得知。直到近年来对心脏研究的不断深入,人类才发现经历过心肌梗死的心脏中心肌细胞会受到激活而重新进行细胞分裂。同时,在几种左心室肥大情况下,心肌细胞也被发现在数量上有了很大的增加。

2009年,伯格曼(Bergmann)课题组首先利用在冷战时期核试验中产生的^{14}C发现人类的心肌细胞能够进行自我更新。1955年核试验发生后,环境中产生的^{14}C进入DNA,那么如果是1955年前出生的人的心肌细胞,便不会检测到^{14}C的存在。然而,研究者们却发现这些人的心肌细胞中也含有^{14}C。同时,因为^{14}C可以结合DNA,所以就能利用它来测定人类心肌细胞的寿命。于是研究者们进一步发现心肌细胞在生命中不断更新,且更新的速度随着年龄的增长而减弱。人类从 20 岁到 75 岁,心肌细胞的增殖速度会从 1% 降至 0.3%。

既往研究表明斑马鱼的心脏能够再生(见图 2),因此在 2010 年,西班牙的科学家通过切除 20% 的心脏来激活其再生的潜能,探索了斑马鱼心脏能够得到再生的来源。通过 Cre/Lox 的系统构建转基因斑马鱼,首次发现斑马鱼得到恢复的心脏是由已分化的心肌细胞的增殖所致。与此同时,他们也发现 plk1(polo-like kinase 1)在心脏再生时心肌细胞增殖的过程中发挥了十分重要的作用。同年,美国的菊池(Kazu Kikuchi)研究团队对于斑马鱼心脏再生来源的研究也得出了相似的结论,不过他们发现了另一个重要的胚胎时期心脏发育相关基因 GATA 4。两年后,研究人员又在斑马鱼体内发现已分化的心房心肌细胞可以转分化为新心室的心肌细胞从而参与心脏心室的再生作用。

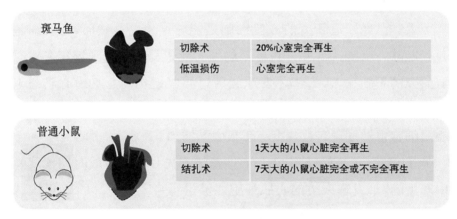

图 2　斑马鱼和普通小鼠的心脏再生

2011 年,萨德克(Sadek)博士所在团队发现,在出生后第一周内切除小鼠心脏的心尖部分,心尖会成功地重新生长出来,并且在小鼠成年后不会伴随有任何纤维化和心功能的障碍（见图2）。相反，如果小鼠出生超过一周，小鼠心脏即便是切除少量组织也不会有大量的心肌再生，并且会造成不可逆转的损伤。更重要的是，通过利用转基因小鼠的技术，他们首次证明了新生成的心肌细胞来源于已存在的心肌细胞。

2013年，李（Lee）所在的实验室通过两种不同的方法——伴随稳定同位素标记的基因图谱追踪法和多种同位素成像质谱（MIMS）法的结合使用，揭示出当处于正常衰老情况时，心肌细胞的一个较低比例的发生是通过已存在的心肌细胞的分裂而产生的。然而，当靠近心肌梗死区域时，心肌细胞的发生比例会提高4倍。在正常衰老情况下和心脏受到损伤时，细胞周期活力导致了多倍体和多核化，但是也产生了新的双倍体和单核的心肌细胞。

2014年，阿德哈里（Reza Ardehali）研究团队又将对心脏自我更新来源的研究推进了一步。尽管之前的研究人员已经利用^{14}C标记法检测出心肌细胞的增殖情况，但是这种方法的准确性具有一定的争议性。为了解决这种检测问题，该研究团队创建了一种新型的遗传方法，并将其称为马赛克分析双标记（MADAM），用以首次直接测量小鼠模型中心脏细胞的分裂情况。他们发现心肌细胞分裂是有限的、终身对称的，心肌细胞的分裂每年仅不到1%。阿德哈里认为，这是显示心脏再生力量非常有限的最有说服力的和直接的方式之一，是一个非常令人兴奋的发现，因为他们希望利用这些知识最终使心脏组织能够再生，其目的是确定参与心肌细胞对称分裂的分子途径，以及在疾病或受伤后使用它们来诱导再生补充心脏肌肉组织。该研究结果对于研究心脏组织的再生修复具有十分重要的意义。

之前发现新生动物的心脏具有完全的自愈能力,而成年后的心脏则丧失了这种能力。在2014年,得克萨斯大学西南医学中心的研究人员进一步揭示了在成年期心脏丧失其惊人再生能力的关键因素——氧气。众所周知,心脏的一个重要功能就是负责泵出全身循环的富含氧的血液,而氧气是一种高度活化的氧化剂和非金属元素,与其他的化合物相结合后很容易形成有毒的物质。当新生儿出生后,暴露在高浓度的氧气的环境下,会使得线粒体生成大量氧自由基,从而导致了DNA损伤的加强,DNA的损伤反应又诱导了心肌细胞的细胞周期的阻滞。萨德克博士认为,了解在新生儿中心脏是如何再生的这一关键机制,使他们有可能找到一些方法重新唤醒成年哺乳动物心脏的这种再生能力。成年哺乳动物心脏损伤后不能够再生一直都是心血管疾病治疗的重要难题。如果探索出是什么导致了心肌细胞周期阻滞,则有可能针对其挖掘出新的应对细胞周期阻滞的解决方法,甚至能开发使心肌细胞增殖的有效治疗方案。

2015年,中国科学院上海生命科学研究院营养科学研究所周斌课题组在国际知名学术期刊《发育》(*Development*)上发表论文,称他们发现当面对损伤后引起的心肌肥大时,转录因子GATA4及其调控的一个因子FGF16参与并促进了心脏的修复。他们进而对这两个基因做功能学实验,敲除新生小鼠心肌细胞中的GATA4基因,其心脏就丧失了再生能力。而当使其下游FGF16过表达时发现,出现损伤时,这个基因可以一定程度抑制病理性心肌肥厚,并且维持了心肌细胞的增殖能力。这项研究进一步从分子水平为心脏再生医学领域提供了新的研究思路和实验基础。

三、中国的心脏再生研究

目前,我国对于心脏再生领域的研究和投入也呈迅速发展的态势,研究人员对心脏再生领域的研究在不断深入的同时,也为心血管疾病的预防以及治疗提供了有效的理论基础。

现有实验证明,出生七天内的小鼠心肌组织切除心尖后能够完全再生,新生小鼠心尖切除是研究哺乳动物心肌组织再生的细胞来源的模型。新生小鼠心肌再生不仅是心肌细胞自我增殖,外膜来源细胞也参与心肌再生。在北京,中国工程院院士胡盛寿基于新生小鼠新建切除再生模型发现,心肌再生时,心外膜中的 Wt1(Wilm's tumor-1)高表达,这两个基因是在胚胎期表达的,Wt1 阳性的心外膜来源的细胞迁徙到心外膜及心肌层并分化为心肌细胞参与心肌再生,这说明心外膜来源的细胞参与心肌再生,有助于开发基于原位心肌再生的心肌损伤治疗方案。

浙江省中医院毛威教授课题组通过造血干细胞、心肌细胞去分化与心肌再生的关系及其可能涉及的机制等各方面来论述心脏再生能力。研究表明,心肌细胞和冠状血管可以由造血干细胞转分化并生成。

在上海,心脏再生的研究也走在了国内甚至国际的前列,心脏再生领域的科研进展迅速,给全世界人民带来福音。心脏修复和再生是世界上研究最多的,干细胞/祖细胞疗法是研究心脏修复和再生的重要方法。心脏干细胞研究领域的热点问题之一是 c-Kit[+] 细胞是否具有治疗潜力。近期,中国科学院上海生命科学研究院周斌研究员在《细胞研究》(*Cell Research*)杂志在线发表最新成果,称利用谱系示踪技术,发现心脏 c-Kit⁺ 干细胞在心脏生理稳态和损伤修复再生中,主要形成冠状动脉内皮细胞,极少形成心肌细胞。周斌研究团队表示 c-Kit CreER 谱系示踪的心肌细胞是自身表达 c-Kit 的心肌细胞,c-Kit⁺ 细胞不是心肌细胞,所以 c-Kit CreER 标记到极少心肌细胞。这为心脏干细胞及再生研究提供了理论基础和新的思路。不仅如此,周斌研究员在《科学》上发表了关于冠状动脉的发育的研究成果,称已找到冠状动脉的来源。心外膜是已知的冠状动脉来源,周斌研究团队发现心内膜是冠状动脉另一个重要来源。这是关于冠状动脉起源的重要突破,为心肌梗死的血管再生治疗、降低心肌梗死后心力衰竭引起的发病率和死亡率、推动体外人工心脏血管的生成研究提供了重要的理论依据。以前的研究认为冠状动脉是从心脏外表面血管自外向内而来。周斌研究团队发现心脏中的一部分冠状动脉居然是出生后自内向外生长的,于是发现了心内膜是冠状动脉的又一个"起源地"。这项重大发现得到了《科学》杂志编辑珀内尔(Purnell)博士的高度肯定,他认为,这一研究提示,小鼠出生后,心脏依然有生成新冠状动脉血管的能力,它重新定义了冠状动脉的生长方式以及血管新生的概念,对心血管再生治疗研究具有重大意义。

国家新药筛选中心副主任、中国科学院上海生命科学研究院药物研究所课题组长谢欣研究员带领她的团队另辟蹊径,不是从传统的干细胞诱导分化成心肌细胞出发,而是研究如何直接将其他细胞诱导成心肌细胞。谢欣研究团队通过 3~6 个小分子化合物,成功将小鼠胚胎成纤维细胞转分化为心肌细胞。这些被小分子化合物诱导出的心肌细胞称为化学诱导获得的心肌样细胞（CiCMs），自动有节律收缩，拥有心肌类似的电生理特征，表达心肌特异性的基因。谱系追踪实验显示 CiCMs 起源于成纤维细胞。成纤维细胞不是通过 iPSC 阶段向 CiCMs 转分化，而是直接被小分子化合物诱导到心肌前体样细胞这一阶段，最终诱导了心肌细胞增生。这个重大成果为化学诱导心肌再生奠定了基础，提示未来有可能通过药物让心肌细胞再生。

上海大学生命科学实验室的研究重点就在于对运动与心脏再生之间关系的研究。上海大学生命科学研究团队还发现 microRNA 在某些心脏疾病中具有重要作用，但关于 microRNA 在运动诱导的心脏表型方面的功能一直未有研究。而在前期研究中，课题组利用两种不同的运动模型检测了心脏内 microRNA 的表达情况，发现 miR‑222 在两种模型中均发生上调，通过细胞水平的研究发现，增加 miR‑222 的表达量可以促进心肌细胞的肥大和增殖，而降低 miR‑222 的表达量可以减小心肌细胞的体积和增殖。在动物水平的研究发现，miR‑222 的升高是运动诱导的生理性心肌肥大所必须的。除了经典的 miR‑222 的靶基因 P27 之外，三个新的 miR‑222 的靶基因被鉴定，包括 HMBOX1、HIPK1 和 HIPK2。该项研究得到了广泛的关注，获得了当期杂志为此配发 Previews 进行介绍的资格，也得到了国际医学界顶尖杂志《新英格兰医学杂志》(*The New England Journal of Medicine*) 的推荐。不仅如此，课题组同时还发现了其他的 microRNA、长链非编码 RNA（LncRNA）以及环状 RNA（circRNA）等分子对运动诱导的生理性心肌肥大所致的心脏再生的重要作用。

小结

锻炼身体可以促进新陈代谢,有益于心血管健康。哈佛大学医学院教授罗森茨维格(Anthony Rosenzweig)的研究团队通过小鼠实验发现,经常运动的小鼠体内的 C/EBPβ 转录因子水平显著下降,促进小鼠心肌细胞增殖,有益于心脏生长。此外,研究还发现,体内 C/EBPβ 水平较低的小鼠保护心力衰竭。这是首次揭示运动促进心肌细胞增殖的潜在机理,有助于开发心血管疾病的新疗法。本章主要从心脏再生研究的历史出发,介绍了研究心脏再生的艰辛科研历程,同时,结合有关心脏再生的最新研究,提出干细胞治疗、细胞转分化治疗和心肌细胞自身的增殖将是心脏再生的主要研究方向。希望在不久的将来能在漫漫的心脏再生研究之路上将科学研究中的成果转化为临床能够应用的有效的治疗手段,切实为广大心脏疾病患者带来希望与曙光。

思考与练习

1. 简述心脏再生的主要研究方向。
2. 列举几种可以用于心脏再生的干细胞治疗方法。
3. 简述一项中国科学家在心脏再生研究中具有突破性的研究工作。
4. 如何看待运动诱导的心肌细胞内源性增殖?

本章参考文献

[1] ADDIS R C, EPSTEIN J A. Induced regeneration: the progress and promise of

direct reprogramming for heart repair[J]. Nature medicine, 2013(19): 829-836.
[2] AGUIRRE A, MONTSERRAT N, Zacchigna S, et al. In vivo activation of a conserved microRNA program induces mammalian heart regeneration [J]. Cell stem cell, 2014(15): 589-604.
[3] AKHMEDOV A T, MARÍN-GARCÍA J. Myocardial regeneration of the failing heart[J]. Heart failure reviews, 2013, 18(6): 815-833.
[4] ANDERSEN D C, JENSEN C H, SHEIKH S P. Comments to the article "a systematic analysis of neonatal mouse heart regeneration after apical resection" [J]. Journal of molecular and cellular cardiolog, 2015, 82: 59.
[5] AURORA A B, PORRELLO E R, Tan W, et al. Macrophages are required for neonatal heart regeneration [J]. Journal of clinical investigation, 2014, 124(3): 1382-1392.
[6] BELTRAMI A P, BARLUCCHI L, TORELLA D, et al. Adult cardiac stem cells are multipotent and support myocardial regeneration [J]. Cell, 2003, 114: 763-776.
[7] BERGMANN O, BHARDWAJ R D, BERNARD S, et al. Evidence for cardiomyocyte renewal in humans [J]. Science, 2009, 324: 98-102.
[8] BERGMANN O, JOVINGE S. Cardiac regeneration in vivo: mending the heart from within? [J]. Stem cell research, 2014, 13: 523-531.
[9] BOLLI R, CHUGH A R, D'AMARIO D, et al. Cardiac stem cells in patients with ischaemic cardiomyopathy (SCIPIO): initial results of a randomised phase 1 trial [J]. Lancet, 2011, 378: 1847-1857.
[10] BONAFÈ F, GOVONI M, GIORDANO E, et al. Hyaluronan and cardiac regeneration [J]. Journal of biomedical science, 2014, 21: 100.
[11] BRYANT D M, O'MEARA C C, HO N N, et al. A systematic analysis of neonatal mouse heart regeneration after apical resection [J]. Journal of molecular and cellular cardiology, 2015, 79: 315-318.
[12] BRYANT D M, O'MEARA C C, HO N N, et al. Response to "comment to the article 'a systematic analysis of neonatal mouse heart regeneration after apical resection'" [J]. Journal of molecular and cellular cardiology, 2015, 82: 184-185.
[13] CARVALHO A B, de CARVALHO A C. Heart regeneration: past, present and future [J]. World journal of cardiology, 2010, 2: 107-111.
[14] CHO G S, FERNANDEZ L, KWON C. Regenerative medicine for the heart:

perspectives on stem-cell therapy [J]. Antioxidants and redox signaling, 2014, 21: 2018-2031.
[15] CHOW M, BOHELER K R, LI R A. Human pluripotent stem cell-derived cardiomyocytes for heart regeneration, drug discovery and disease modeling: from the genetic, epigenetic, and tissue modeling perspectives [J]. Stem cell research and therapy, 2013, 4: 97.
[16] COLLINS J M, RUSSELL B. Stem cell therapy for cardiac repair [J]. Journal of cardiovascular nursing, 2009, 24: 93-97.
[17] DALTON S. Cardiac stem cells: at the heart of cell therapy [J]. Regenerative medicine, 2008, 3: 181-188.
[18] GAMA-CARVALHO M, ANDRADE J, BRAS-ROSARIO L. Regulation of cardiac cell fate by microRNAs: implications for heart regeneration[J]. Cells, 2014, 3: 996-1026.
[19] GARBERN J C, LEE R T. Cardiac stem cell therapy and the promise of heart regeneration [J]. Cell stem cell, 2013, 12: 689-698.
[20] GEMBERLING M, KARRA R, DICKSON A L, et al. Nrg1 is an injury-induced cardiomyocyte mitogen for the endogenous heart regeneration program in zebrafish [J]. Elife, 2015, 4.
[21] GERBIN K A, MURRY C E. The winding road to regenerating the human heart [J]. Cardiovascular pathology, 2015, 24: 133-140.
[22] HARVEY R P, GRAHAM R M, PU W T. Introduction to the special issue on heart regeneration and rejuvenation [J]. Stem cell research, 2014, 13: 521-522.
[23] JIANG J, HAN P, ZHANG Q, et al. Cardiac differentiation of human pluripotent stem cells [J]. Journal of cellular and molecular medicine, 2012, 16: 1663-1668.
[24] KHAN M, NICKOLOFF E, ABRAMOVA T, et al. Embryonic stem cell-derived exosomes promote endogenous repair mechanisms and enhance cardiac function following myocardial infarction[J]. Circulation research 2015, 117: 52-64.
[25] KIKUCHI K. Advances in understanding the mechanism of zebrafish heart regeneration [J]. Stem cell research, 2014, 13: 542-555.
[26] LAFLAMME M A, MURRY C E. Heart regeneration [J]. Nature, 2011, 473: 326-335.
[27] LIAO S Y, TSE H F. Multipotent (adult) and pluripotent stem cells for heart

regeneration: what are the pros and cons? [J]. Stem cell research and therapy, 2013, 4: 151.

[28] LIN Z, PU W T. Harnessing Hippo in the heart: Hippo/Yap signaling and applications to heart regeneration and rejuvenation [J]. Stem cell research and therapy, 2014, 13: 571-581.

[29] LUI K O, BU L, Li R A, et al. Pluripotent stem cell-based heart regeneration: from the developmental and immunological perspectives [J]. Birth defects research Part C, Embryo today: reviews, 2012, 96: 98-108.

[30] MAKKAR R R, SMITH R R, CHENG K, et al. Intracoronary cardiosphere-derived cells for heart regeneration after myocardial infarction (CADUCEUS): a prospective, randomised phase 1 trial [J]. Lancet, 2012, 379: 895-904.

[31] MORIKAWA Y, ZHANG M, HEALLEN T, et al. Actin cytoskeletal remodeling with protrusion formation is essential for heart regeneration in Hippo-deficient mice [J]. Science signaling, 2015, 8: ra41.

[32] NIGRO P, PERRUCCI G L, GOWRAN A, et al. c-kit(+) cells: the tell-tale heart of cardiac regeneration? [J]. Cellular and molecular life sciences, 2015, 72: 1725-1740.

[33] O'MEARA C C, WAMSTAD J A, GLADSTONE R A, et al. Transcriptional reversion of cardiac myocyte fate during mammalian cardiac regeneration [J]. Circulation research, 2015, 116: 804-815.

[34] PECHA S, ESCHENHAGEN T, REICHENSPURNER H. Myocardial tissue engineering for cardiac repair [J]. Journal of heart and lung transplantation, 2016, 35: 294-298.

[35] PORRELLO E R, OLSON E N. A neonatal blueprint for cardiac regeneration [J]. Stem cell research, 2014, 13: 556-570.

[36] ROSENZWEIG A. Medicine: cardiac regeneration [J]. Science, 2012, 338: 1549-1550.

[37] RUI L, YU N, HONG L, et al. Extending the time window of mammalian heart regeneration by thymosin beta4 [J]. Journal of cellular and molecular medicine, 2014, 18: 2417-2424.

[38] RUPP S, SCHRANZ D. Cardiac regeneration in children [J]. Pediatric cardiology, 2015, 36: 713-718.

[39] SENYO S E, LEE R T, KUHN B. Cardiac regeneration based on mechanisms of cardiomyocyte proliferation and differentiation [J]. Stem cell research, 2014, 13: 532-541.

[40] SOHN R L, JAIN M, LIAO R. Adult stem cells and heart regeneration[J]. Expert review of cardiovascular therapy, 2007, 5: 507-517.

[41] TIAN S, LIU Q, GNATOVSKIY L, et al. Heart regeneration with embryonic cardiac progenitor cells and cardiac tissue engineering [J]. Journal of transplantation and stem cell biology, 2015, 1(1): 104-129.

[42] TOUSOULIS D, BRIASOULIS A, ANTONIADES C, et al. Heart regeneration: what cells to use and how? [J]. Current opinion in pharmacology, 2008, 8: 211-218.

[43] UYGUR A, LEE R T. Mechanisms of cardiac regeneration[J]. Developmental cell, 2016, 36: 362-374.

[44] VAN BERLO J H, MOLKENTIN J D. An emerging consensus on cardiac regeneration [J]. Nature medicine, 2014, 20: 1386-1393.

[45] WANG J, CAO J, DICKSON A L, et al. Epicardial regeneration is guided by cardiac outflow tract and hedgehog signalling [J]. Nature, 2015, 522: 226-230.

[46] WANG Y, ZHANG L, LI Y, et al. Exosomes/microvesicles from induced pluripotent stem cells deliver cardioprotective miRNAs and prevent cardiomyocyte apoptosis in the ischemic myocardium [J]. International journal of cardiology, 2015, 192: 61-69.

[47] WEGENER M, BADER A, GIRI S. How to mend a broken heart: adult and induced pluripotent stem cell therapy for heart repair and regeneration [J]. Drug discovery today, 2015, 20: 667-685.

[48] XIN M, OLSON E N, BASSEL-Duby R. Mending broken hearts: cardiac development as a basis for adult heart regeneration and repair[J]. Nature reviews molecular cell biolog, 2013, 14: 529-541.

[49] XIONG J W, CHANG N N. Recent advances in heart regeneration [J]. Birth defects research Part C, Embryo today: reviews, 2013, 99: 160-169.

第六章
走进现代健康诊断方式

扁鹊见蔡桓公的故事为人们所熟知,这个故事反映了借助简单的手法可以实现对疾病的诊断。扁鹊见蔡桓公,立有间,扁鹊曰:"君有疾在腠理,不治将恐深。"桓侯曰:"寡人无疾。"扁鹊出,桓侯曰:"医之好治不病以为功。"居十日,扁鹊复见,曰:"君之病在肌肤,不治将益深。"桓侯不应。扁鹊出,桓侯又不悦。居十日,扁鹊复见,曰:"君之病在肠胃,不治将益深。"桓侯又不应。扁鹊出,桓侯又不悦。居十日,扁鹊望桓侯而还走。桓侯故使人问之,扁鹊曰:"疾在腠理,烫熨之所及也;在肌肤,针石之所及也;在肠胃,火齐之所及也;在骨髓,司命之所属,无奈何也。今在骨髓,臣是以无请也。"居五日,桓侯体痛,使人索扁鹊,已逃秦矣。桓侯遂死。在这个故事中,扁鹊只是通过望便能了解蔡桓公的身体健康状况,这在现在看来确实是十分高超的技术。而如今生活方式的改变带来了疾病种类的千变万化,技术的革新丰富了人们的感官,科学对疾病本质的剖析更是抽丝剥茧。借助多种诊断方法来获取证据,帮助人们找出那些健康杀手,这就是医学诊断。

本章将从中医诊断、现代影像学诊断以及现代分子学诊断三个方面介绍医学诊断,并展望未来人类将走上一条怎样的健康诊断之路。

一、中医诊断

提到古代的名医,令人印象深刻的有华佗、扁鹊、张仲景等。关于华佗,为众人所知的就是其为曹操治疗头痛,关于结局如今存在两种说法:一种是华佗将曹操头痛病治好,但曹操想收其为己用,而华佗志在拯救世人,最后被曹操杀害,而相关医学典籍也没有流传下来。另一说法则是华佗认为曹操的病需要进行开颅手术,而曹操则认为这是要杀害自己,所以将华佗杀害。总之,华佗是一位技术高超的医者,被誉为"外科鼻祖"。扁鹊由于医术高超,被誉为神医,因此人们用黄帝时期神医"扁鹊"的名号来尊称他。他的切脉诊断法十分高超,奠定了中医学的切脉诊断方法,开启了中医学的先河。

2016年全国卫生与健康大会在北京召开,习近平总书记强调要着力推动中医药的振兴和发展。随后根据《"健康中国2030"规划纲要》,国务院印发了《中医药发展战略规划纲要(2016—2030年)》,首次把中医药发展上升为国家战略,并对新时期推进中医药事业发展做出了系统的部署。中医诊断是由历代医学名家积累下来的临床经验,它是中华民族文化的重要组成部分。中医诊断独特的诊疗方法和对人体病理的整体、动态的认识,一直指导着中医的临床实践,同时也影响着世界医学的发展。中医诊断学主要包括诊法、辨证、辨病和病历四个部分。

1. 诊法

诊法，主要是指医生检查患者以收集病情资料的方法，包括望、闻、问、切四种诊察方法。

望诊：运用视觉，对患者全身和局部及分泌物、排泄物进行有目的地观察，包括望神、色、形、态，分总体望诊和分部望诊两部分。当然，西方医学对于患者的评估最重要的也是观察，西方医学鼻祖希波克拉底首次系统地描述了病危面容。病危面容（Critical Facies）也称希波克拉底面容：面部瘦削，面色铅灰或苍白，表情淡漠，眼窝凹陷，目光无神，鼻骨峭耸，见于大出血、严重休克、脱水、急性腹膜炎等患者。人们比较熟悉的 21 三体综合征，又称先天愚型或唐氏综合征（Down Syndrome），是由染色体异常（多了一条 21 号染色体）而导致的疾病。21 三体综合征的患者具有特殊面容，智力低，生长发育显著障碍，并伴有多发畸形，眼距宽，鼻根低平，眼裂小，眼外侧上斜，有内眦赘皮，外耳小，舌胖且常伸出口外，流涎多。这种疾病只需通过简单的观察就能发现。

闻诊：凭听觉和嗅觉辨别患者的声音和气味的变化，从而了解疾病，包括听声音和嗅气味。有经验的医生可以在患者进入诊室时迅速作出判断，比如：苦杏仁味是氰化物中毒患者会散发的味道；大蒜味是有机磷农药中毒或误服灭鼠药磷化锌患者口中会出现的一种特殊味道；烂苹果味则多见于糖尿病患者，特别是酮症酸中毒患者；一旦患者出现肾功能衰竭，其体内肌酐、尿素氮的含量显著升高，口中就会产生氨气味，类似化粪池的味道，或是小便味。

问诊：询问患者或陪诊者，了解疾病的发生、发展和治疗经过，了解现在症状以及患者的病史、生活习惯、外在环境等。问诊主要在于帮助医生收集资料，为诊断疾病提供依据。

切诊：医生用手指直接接触、摸按、扣、推患者身体，以指端触感来了解病情，包括但不限于脉诊。诊脉可了解脏腑功能和气血盛衰情况，从而提供诊断疾病的依据。脉搏是血液在血管中流动的结果。血液的流动取决于五脏的功能协调，因此脉象形成与脏腑（主要是五脏）气血密切相关。滑脉是脉象的一种，脉往来流利，应指圆滑，如珠滚玉盘之状，主要是由于血管弹性良好，血管内膜壁柔滑，血液黏滞度降低等。在病理情况下，滑脉可见于贫血、风湿病、急性感染发热后期、急慢性胃肠炎、肝硬化腹水（弦滑脉）等，主痰饮、食滞、实热等证，又主妊娠。妇女无病而见滑脉，可判断为妊娠（妊娠2～9月）。正常人脉滑而缓和（稍有滑象），是营卫调和、气血充盈的征象。

望、闻、问、切四诊从不同侧面反映病情，它们相互补充而又不能相互取代，四者结合应用，即能达到全面收集病情的目的。

2. 辨证

辨证是以脏腑、经络、病因、病机等基本理论为依据，对四诊收集到的病情资料进行辨别、分析、综合，判断其病位、病性、症候类型的思维过程。辨证是中医诊断的核心过程。首先需要介绍一下中医诊断对于"证"这个概念的解释。中医约定，每个具体的"证"都是对疾病过程中所处一定阶段的病位、病因、病性以及病势的病理性概括，例如风寒犯肺证、心肾不交证、肝郁脾虚证等。此外，中医还有"症"和"病"这两个概念。"症"即症状，是指疾病的单个症状，比如发热、头晕、胸闷等。"病"则是指在病因作用下,正邪斗争、阴阳失调所引起的病理过程。一种病可以包括不同的证,而相同的证也可以存在于不同的病中。辨证诊断通常包括分析、综合、联想、判断等诸多思维过程,长期临床实践中,历代医家创造了诸如八纲辨证、六经辨证、卫气营血辨证等辨证方法,它们从不同角度总结了各种疾病证候的演变规律,各有侧重,又相互补充,构成了中医辨证体系。

3. 辨病

通过上述对于"证""症"和"病"的介绍,大家应该理解了"病"的含义。而辨病就是对于疾病的病种作出判断,也就是作出病名诊断。

4. 病历

病历,又叫作病案,是关于患者诊疗情况的书面记录,是用于医疗、科研和教学的重要资料。撰写病历是临床工作者必备的基本技能,要求遵循一定的格式,如实地、全面地记录。

在长期的医疗实践活动中,历代医学家积累了丰富的临床诊断经验,形成了一种特有的完整的诊断体系。中医诊断要求审察内外、辨证求因、四诊和参,这是中国传统医学留给我们的宝贵财富。通过直接的认识调动经验的积累,形成初步的指向,是诊断的基础。

二、现代影像学诊断

1895 年,伦琴(W. Röntgen)发现了 X 射线,很快 X 射线凭借其超强的穿透性被应用于医学影像。至今放射诊断仍是医学影像中的重要内容。20世纪50~60年代,超声显像用于人体检查。七八十年代又出现了X射线计算机体层成像(X-ray CT)、磁共振等体层成像。现代医学影像学通过直接检测观察人体内的影像,或者借助各种技术方式获取间接的影像来模拟表示内部结构,采用无创伤的手段展示病变,协助诊断。重要的是,它不仅仅是一个检查手段,甚至可以用于一些疾病的治疗。X射线成像、CT成像、超声成像、磁共振成像是现代影像诊断的主要内容,下面将逐一介绍。

1. X射线成像

X射线一般是由在真空管内高速行进的电子流轰击钨靶产生的放射线,X射线之所以能用于人体组织结构的成像,主要是基于其超强的穿透性。人体不同组织密度的厚度不同,导致了X射线被吸收的量不同,而剩余未被吸收的X射线则可以经过显影呈现明暗不同、黑白对比的图像。

(1) 普通X射线成像

传统X射线检查可以区分四种人体自然密度对比:高密度骨组织和钙化灶呈现白色;中等密度的软骨、肌肉、神经和实质器官、结缔组织以及体液呈现灰白色;较低密度的脂肪组织则呈现灰黑色;低密度的气体呈现黑色。一旦在原有组织密度基础上出现病变引起密度改变,从X射线成像即可发现。例如肺结核病变会导致黑色肺组织上出现代表病变的灰影或者白影。除了根据人体天然密度对比进行X射线成像之外,还可以通过加入适当密度的造影剂来提高器官的密度对比度,扩大X射线检查范围。例如将硫酸钡悬浊液用于胃部检测,是借助钡剂的密度高于胃,所以可以形成密度差以提高对于胃部的成像。而有机碘水作为高密度对比剂被应用于血管成像也有数十年的历史。

普通X射线成像以胶片为介质对图像进行采集、显示和存储。后来，将X射线摄影装置与电子计算机相结合，产生数字信息，即得到数字图像成像。相较于普通X射线成像，数字成像具有图片信息全面、可以调节对比度、对照射质量宽容度大、减少患者被照射时间等诸多优势。其中数字减影血管造影就是将造影剂使用和数字成像结合起来的X射线成像方法。

（2）数字减影血管造影

心肌梗死和脑梗死急症患者需要紧急进行介入手术将闭塞血管疏通，以减少梗死引发的机体损伤，救治过程中，医生需要对心脏血管和脑血管进行实时的检测以明确梗死位置，确定治疗方案。在这个过程中，借助数字减影血管造影诊断可以得到清晰、直观的精细血管结构，以明确部位。

数字减影血管造影，是将水溶性碘对比剂注入血管，然后通过X射线照射获得图像，经由计算机处理数字图像信息、消除骨骼和软组织影响，最终获得血管清晰显影的一种方法。目前数字减影血管造影大多采用动脉注射对比剂的方法，在注射对比剂前需要注射肝素以防凝血，并提前将摄影装置对准检查部位，整个拍照过程为7～10秒。数字减影造影能够通过计算机处理，屏蔽骨骼和软组织的重叠影像，提供清晰图像，因此已被广泛用于心脏大血管和颈段以及颅内动脉的显影。通过对这些器官的血管造影，可以发现心内解剖结构异常、主动脉夹层、颈段动脉狭窄或闭塞、动脉瘤等病变。

X射线成像用于临床诊断已超过百年，尽管现代影像技术不断发展，CT 和 MRI 在成像方面都有极大的优势，但是它们不能完全取代 X 射线检查。X 射线成像具有经济、简单等优点，目前仍是胃肠道、骨骼系统和胸部检查的首选方式。同时需要注意的是，X 射线照射人体将产生一定的生物效应，如果辐射量接触超载就可能产生放射损害，因此要加强对于放射的防护。目前主要通过屏障防护和距离防护两种方式减少放射性影响。对于患者来说，应恰当选择 X 射线作为疾病的检查方法，每次照射次数不宜过多，且不应在短时间内多次照射。对于 X 射线操作者来说，应按照有关规定进行必要防护，并定期进行放射剂量的检测。

2. CT 成像

电子计算机断层扫描（CT）是以 X 射线成像为基础，利用 X 射线对人体部位进行扫描，最终基于计算机处理的图像信息获得断层解剖图像的一种技术。该技术最初由美国科学家科马克（Cormack）证实 X 射线投影数据重建图像的数学方法，然后由英国工程师亨斯菲尔德（Hounsfield）基于该理论研发出第一台 CT 机。两人因此项技术的发明获得了 1979 年的诺贝尔奖。相较于 X 射线成像，CT 成像具有扫描时间快、成像清晰、空间分辨率高、能够区别小密度差异器官的特点。

普通 CT 检查时，一般要求患者平躺于检查床，不要移动，一般设置的扫描分辨率为 1~10 mm。对于需要增强造影的检查，也可以通过提前注入对比剂或者造影剂后再进行 CT 扫描。由于 CT 成像的独特优势，其已被广泛应用于中枢神经系统疾病、头颈部疾病、胸部疾病、心脏大血管疾病以及腹部和盆部疾病的诊断。

3. 超声成像

超声是指超过人耳听觉上限，振动频率在 20 000Hz 以上的声波。超声成像是借助超声波与人体器官组织相互作用产生信息，将其转化放大处理为图像的诊断方法。随着超声诊断的发展，超声成像已由当初的一维成像、二维成像演化为动态实时三维成像；由黑白成像转化为彩色显像。随着组织多普勒成像和各种介入超声的发展，超声成像已成为观察组织形态、检测脏器功能和血流的重要诊断依据。

超声成像可以提供软组织器官和腔管结构病变的解剖结构图，并能反映心血管等运动器官的生理功能，所以超声诊断目前是许多内脏、软组织病变的首选检查方法。利用超声成像能够清晰地呈现各个器官及其周围脏器的各种断面图像，成像可视化，富于实体感，可以方便用于疾病早期诊断。超声成像的优点是简单、快捷、无创、无辐射，但由于声波传递的过程中受介质影响较大，空气也会造成很大的干扰，胃肠、肺部等存有大量空气的器官不宜使用超声，且超声成像受操作者主观水平影响较大，可能会因经验不足产生漏诊。

4. 磁共振成像

（1）磁共振的基本概念

磁共振成像（MRI）是对静磁场中的人体施加某种特定频率的射频脉冲，使人体中的氢质子受到激发产生磁共振，通过对磁共振信号的收集、处理获得成像的一种检测方法。MRI 是断层扫描成像的一种，但是与 CT 成像只能做人体横断面的扫描不同，MRI 可完成横断、矢状、冠状和任意切面的成像。基于 MRI 成像原理，可以决定磁共振信号的参数包括扫描方位、脉冲序列、成像方式等,总共不少于10个,通过灵活改变其中的参数,我们可以得到正常组织和病变组织的最大差异检测方法。这也成就了 MRI 成像具有鲜明组织对比的特点,在脑、脊髓、肌肉和骨骼系统检测中 MRI 成像明显优于 CT 成像。为进一步提高 MRI 成像对比度,需要在两个方面做出努力:一是加强对正常人体组织 MRI 信号特征的认识,二是适当选择成像参数,反映病变组织的大小、程度和特征。

MRI 检测涉及磁场对于电子器件以及磁铁物质的作用,所以携带这些物品的患者不宜进行 MRI 检测,如带有心脏起搏器、动脉夹存留患者、金属假肢携带者以及人工金属瓣膜携带者等都不适合 MRI 检测。通过与正常组织信号进行对比,MRI 可以用于检测的异常病变主要包括水肿、出血、变形、坏死、囊变、梗死和肿瘤等。与以 X 射线为基础的放射性成像相同,MRI 检测也可以通过加入对比增强剂来提高成像效果。这里用到的对比剂主要包括超顺磁氧化铁(SPIO)和二乙烯三胺五乙酸钆(Gd-DTPA)。

(2)脑功能性磁共振成像

脑功能性磁共振成像(fMRI)是通过磁共振实时检测脑活动区域血流运动、血氧浓度以及磁化率变化的神经影像学技术。fMRI 通过追踪富氧血液的流动,实时呈现大脑的活动情况。《新英格兰医学杂志》连续发表报告证实,部分植物人大脑中存在接近正常水平的意识活动,通过 fMRI 甚至可与外界形成交流;意识状态水平和 fMRI 的大脑网络活动显著相关;保存良好神经网络的患者有较好的预后。利用 fMRI 技术,不仅能够研究植物人与正常人在脑部活动上的一些差异,还有助于研究抑郁情绪与激素的关系,这极大地帮助了人们研究脑相关的疾病,为诊断功能性疾病提供了依据。

现代影像学诊断可以帮助医生迅速作出对于疾病的判断,这里包括肯定性的确诊诊断、否定性的排除诊断以及可能性的不确定诊断。针对不同疾病的可能性,需要合理选择以上四种影像诊断方法以最快找到病变,进行治疗。下面以心脏病变为例介绍如何优选、综合利用成像方法来诊断疾病。心脏大小、形态、搏动以及肺门、肺血管相关病变可以通过 X 射线成像直接反映出来,但是稍微复杂的心脏问题比如心脏大血管形态、心脏收缩以及瓣膜活动则需要通过心脏超声来诊断。超声诊断是性价比较高的心血管疾病诊断方法,但是它不能反映冠状动脉的病变。冠状动脉病变通常需要借助冠状动脉造影以及多层螺旋 CT 成像的方法来反映。当然心脏 MRI 技术可以全面反映心脏病变,但是费用相对偏高,而且对于婴幼儿和病情危重者不适用。

三、现代分子诊断学

分子诊断学,以分子生物学理论为基础,利用分子生物学技术研究生物分子的存在和表达变化,为疾病寻求准确而特异的分子诊断指标,属于病因学诊断。现代分子诊断学的进步离不开分子生物学的发展。20 世纪 50 年代,沃森和克里克建立了 DNA 双螺旋结构,标志着分子生物学正式成为一门独立的学科。70 年代以来,分子生物学已成为生命科学领域最具有活力的学科前沿方向。美国科学院院士、美籍华裔科学家简悦威(Yuet Wai Kan)等,应用液相 DNA 分子杂交技术成功地基因诊断出镰形细胞贫血症,标志着基因诊断时代的正式开启。1983年美国人穆利斯（Kary Banks Mullis）发明的聚合酶链反应（PCR）技术以及90年代初人类基因组计划的正式启动，极大地推动了基因诊断技术的发展。分子诊断最为广泛的应用主要包括感染疾病的分子诊断、遗传性疾病的分子诊断和肿瘤分子诊断三个方面。

1. 感染疾病的分子诊断

感染类疾病主要是指有明确病原体侵入机体引起的疾病。通常对于病原体的检测可以通过微生物培养、免疫杂交等手段进行检测。相较于传统方法，分子诊断具有高灵敏度和高特异性的特点，可以在早期准确诊断病原体类型，指导疾病治疗。同时分子诊断在发现变异病原体以及新型病原体等方面有独特优势。目前分子诊断主要可以用于病毒、细菌、支原体、梅毒螺旋体、原虫和真菌等病原体的鉴定。分子诊断主要通过检测机体血清、组织、器官、体液、分泌物或者排泄物中是否含有病原体DNA或者RNA序列来判断机体的感染类型。所用到的分子生物学手段主要包括病原体特异核酸序列杂交、病原体基因序列的限制性内切酶酶切、病原体保守序列扩增以及基因芯片技术。

2. 遗传性疾病的分子诊断

遗传性疾病是由于机体遗传物质发生突变所引起的疾病，主要包括单基因突变和多基因突变，引发突变的类型主要包括基因缺失、插入、易位或者点突变等。众所周知的镰刀形细胞贫血症，就是一种常染色体显性遗传病。血红蛋白β-肽链第6位氨基酸谷氨酸被缬氨酸所代替,构成镰状血红蛋白(HbS),取代了正常血红蛋白(HbA),从而使该疾病患者的红细胞成镰形,容易发生破损,导致贫血。这是一种因为一个碱基的替换就引发了疾病的实例。欧洲皇室曾经历过一场"血的诅咒",这里的"诅咒"是指由于维多利亚女王及其后代与欧洲其他国家皇室通婚造成了血友病在整个欧洲皇室的扩散。这里提到的血友病就属于遗传性疾病的一种,它与凝血因子基因的缺陷相关。凝血因子是负责凝血的蛋白质,由其有关的基因编码。这些基因的缺陷使其中某一凝血因子蛋白表达降低或缺失,即造成血友病,临床表现为流血不止。以上两种疾病仅仅是数千种遗传相关疾病中的典型代表。遗传性疾病的分子诊断是通过分析患者的分子物质包括 DNA、RNA、染色体、蛋白质或者特定代谢产物等来揭示某种遗传病的发病因素的诊断方法。借助分子诊断的方法可以提早判断机体是否带有遗传病危险因子,通过早期干预,可以防止患病婴儿的诞生。

3. 肿瘤分子诊断

肿瘤是威胁人类健康的一个重要因素,因此对于肿瘤的分子诊断也一直是研究的热点。在肿瘤发生过程中,肿瘤细胞的基因组发生了翻天覆地的变化。正常细胞含有 23 对染色体,而肿瘤细胞可能含有数十对染色体,这里面包括由于不正常复制产生的染色体,也包括不规则插入和断裂形成的染色体。在细胞遗传物质发生突变的这个过程中,有一些标志性的变异与肿瘤发生密切相关,例如 p53、APC 以及 K-ras 基因的突变被认为与结直肠癌的发生直接相关。

以甲胎蛋白、癌胚抗原、糖链抗原、鳞状上皮细胞癌抗原、前列腺特异性抗原为代表的蛋白类标记物的检测已经用于肿瘤的临床诊断。同时，DNA 或者 RNA 标记物的基础研究也逐步走向临床。EGFR 基因的突变诊断已经用于吉非替尼药物的应用。人们发现循环肿瘤细胞（Circulating tumor cells，CTC）是导致肿瘤治疗后复发的关键因素之一。CTC 在外周（血液和淋巴）循环，被循环系统带到全身各处（如肝、肺、骨、脑等），与肿瘤远处转移密不可分。循环肿瘤 DNA（ctDNA）的临床检测，可以实现肿瘤的早期诊断、动态监测、耐药突变，便于进行个性化用药指导和评估肿瘤复发转移风险。

四、未来医学诊断

对于未来医学诊断方式的畅想，每个人都是不尽相同的，如今有关这方面的话题也越来越热，当然也提出了许多初步构想，比如精准医疗、外泌体诊断、智能监控、个体化医疗等，有的已经一步步得到了实现，有的则仍在起步阶段。

1. 精准医疗与基因芯片

继"人类基因组计划"之后，2015 年 1 月底，时任美国总统奥巴马在国情咨文演讲中宣布了一个生物医学领域新项目——精准医疗计划（Precision Medicine Initiative）。该计划致力于治愈癌症和糖尿病等疾病，目的是让所有人获得健康个性化信息。2015 年 3 月 11 日，我国科技部也首次召开国家精准医学战略专家会议，提出了中国精准医疗计划。预计到 2030 年前，我国将在精准医疗领域投入 600 亿元，其中，中央财政支出 200 亿元，企业和地方财政配套 400 亿元。

精准医疗计划中最引人关注的就是生物芯片诊断,美国《科学》杂志曾将生物芯片评选为世界科技十大突破之一。其实,生物芯片只是一种高度集成的平行化处理生物信息的指甲盖大小的薄片,分为核酸芯片、蛋白芯片或肽芯片。生物芯片可以应用在很多方面,包括疾病防治、疾病诊断、环境检测、司法鉴定、药物筛选。生物芯片技术在临床上也被应用在许多方面。例如,在快速检测孕妇叶酸代谢障碍中,只需要采集口腔样本即可完成临床检测,整个过程是一个无痛、无创、无交叉感染的过程。类似的方法也被用于检测妊娠高血压疾病、先天性心脏病、早产流产和习惯性流产的风险人群,协助预防这些疾病的发生。在心脑血管疾病诊断中,也有了上市的抗体检测芯片。近50年的研究揭示了许多与心脑血管疾病相关的独立危险因子。研究认为许多疾病,包括高血压、高胆固醇血症、糖尿病都与"炎症相关",因此将感染因子的防治列为心血管疾病的一项常规性治疗措施。同时应运出现了"炎症因子"相关检测产品,通过生物芯片筛选出疾病相关的高危人群,早期进行预防性处理,以防止疾病的发生和发展。

2. 外泌体诊断

外泌体是由不同类型细胞分泌的直径约 40～100 nm、具有双层膜结构的膜泡。外泌体在 1983 年由约翰斯通(Johnstone)在红细胞中发现,2007 年洛特瓦尔(Jan Lötvall)证明了外泌体中含有 mRNA 和 microRNA,也正是由于外泌体中含有这些物质,所以其很可能参与体内多种生物调控过程,对于科学研究具有重大意义。对于外泌体的深入研究发现,可以将其作为一种生物标志物来反映人体疾病的发生和发展,健康人和胰腺癌早期患者的外泌体(GCP1)含量不同,所以外泌体可以作为早期胰腺癌的诊断标志物。外泌体能够作为生物标志物的一个重要优点是,它具有极高的特异性和敏感性。在心血管疾病中,外泌体中 microRNA 的检测可以作为心肌梗死的诊断标志物,并有可能为以后的治疗提供新的靶点。肿瘤疾病中的有关研究证明,外泌体中 miR-21 和肿瘤发生具有相关性,可能会成为新的肿瘤诊断与治疗的标志物。

3. 智能监控

近年来,可穿戴医疗设备快速发展,它使得人们可以方便地掌握自己的基本健康状况,也可以帮助医生对患者进行健康监测。对于个人而言,最简单的例子就是通过智能手表可以很方便地监测心率、拍摄心电图等。这些智能手表甚至可以用于监测心肌缺血状况,并用于心房颤动的监测。有趣的是,有些智能可穿戴设备甚至推出了跌倒监测功能,如果在一定时间内没有应答动作,设备会自动拨打应急服务电话,这在极大程度上保护了老年人。因此,智能监控设备在某种意义上而言,已经不仅仅是一种诊断方式,更是一种新的生活方式。当然,其所涉及的一系列个人隐私保护问题有待解决。

4. 个体化医疗

上述展望都意在准确诊断疾病,指导治疗,而个体化医疗则要求因人而异地、个性化地对疾病进行预防、诊断和治疗。个体化医疗最初在 20 世纪 90 年代被提出来,目的在于约束医生以患者为中心,规范治疗行为。后来在分子生物学和个体基因芯片发展的大背景下,个体化医疗被赋予新的含义。每个个体都有自己的遗传特点和疾病特性,所以并不是每一种疾病都采用同样的方法进行治疗。对于个体的详细而准确的了解,将有助于最适宜治疗策略的展开,并可以期待最佳的治疗效果。同时个体化医疗还以患者的药物反应为基础,适当进行方案调整,这无疑将对临床实践产生重要意义。

前文提到的对 EGFR 基因突变的诊断,决定了是否使用其抗体药物对肿瘤患者进行治疗,就属于个体化医疗。传统观点可能认为高尖端的分子学检测会产生昂贵的费用,而实际上分子诊断带来的治疗方案将更有利于疾病的治疗,可以为患者省去不必要的检查和药物费用。国际上对于个体医疗的重视日渐明显,2008 年美国国会讨论通过《基因组学和个体化用药法案 2008》,推进了个体化用药的进程。而我国的个体化医疗也处于迅速发展阶段,国产分子诊断试剂盒不断被研发并推向市场。其中以"乙型肝炎病毒核酸及拉米夫定耐药检测试剂盒"为代表的分子诊断已用于乙肝的诊断。另一方面,中医理论要求因人而异地开展疾病治疗,也同样符合个体医疗这一观点。

小结

人们常说"检验科"就是医生的另一双"眼睛",随着技术的进步,临床检验已经从望闻问切进入了自动化检测阶段,而现代医学诊断的未来更值得期待。本章主要介绍了医学诊断相关的基础概念,从中医诊断出发,一直到现代影像学诊断以及现代分子诊断,概述了医学诊断的发展情况;同时指出随着分子生物学技术的发展,精准医疗、外泌体诊断、智能监控、个体化医疗等新兴的医疗诊疗方式将为人类未来的健康保驾护航。

思考与练习

1. 简述中医诊断的主要构成部分。
2. 列举几种常见的现代影像学诊断方法。
3. 什么是脑功能性磁共振成像？它有哪些临床应用？
4. 简述一种未来医学诊断研究方向。

本章参考文献

[1] SHEU M J, CHIANG C W, SUN W S, et al. Dual view capsule endoscopic lens design [J]. Optics express, 2015, 23(7): 8565-8575.

[2] VAN DEN OEVER J M, VAN MINDERHOUT I J, HARTEVELD C L, et al. A novel targeted approach for noninvasive detection of paternally inherited mutations in maternal plasma [J]. Journal of molecular diagnostics, 2015, 17(5): 590-596.

[3] HE J H, YANG Y, ZHANG Y, et al. Hyperactive external awareness against hypoactive internal awareness in disorders of consciousness using resting-state functional MRI: highlighting the involvement of visuo-motor modulation [J]. NMR in biomedicine, 2014, 27(8): 880-886.

[4] CHEN F, LYU X, FANG J, et al. The effect of body-mind relaxation meditation induction on major depressive disorder: A resting-state fMRI study [J]. Journal of affective disorders. 2015, 183: 75-82.

[5] MELMAN Y F, SHAH R, DANIELSON K, et al. Circulating microRNA-30d is associated with response to cardiac resynchronization therapy in heart failure and regulates cardiomyocyte apoptosis: a translational pilot study [J]. Circulation, 2015, 131(25): 2202-2216.

[6] OXNARD G R, PAWELETZ C P, KUANG Y, et al. Noninvasive detection of response and resistance in EGFR-mutant lung cancer using quantitative next-generation genotyping of cell-free plasma DNA [J]. Clinical cancer research,

2014,20(6): 1698 – 1705.

[7] HIGGINS T N, KHAJURIA A, MACK M. Quantification of HbA(2) in patients with and without beta-thalassemia and in the presence of HbS, HbC, HbE, and HbD Punjab hemoglobin variants: comparison of two systems [J]. American journal of clinical pathology, 2009, 131(3): 357 – 362.

[8] TU Y. The discovery of artemisinin (qinghaosu) and gifts from Chinese medicine [J]. Nature medicine, 2011, 17(10): 1217 – 1220.

[9] TU Y. The development of the antimalarial drugs with new type of chemical structure — qinghaosu and dihydroqinghaosu [J]. Southeast Asian journal of tropical medicine and public health, 2004, 35(2): 250 – 251.

[10] HUANG N L, YE L, SCHNEIDER M E, et al. Development of a novel protein biochip enabling validation of immunological assays and detection of serum IgG and IgM antibodies against Treponema pallidum pathogens in the patients with syphilis [J]. Biosens bioelectron, 2016,75: 465 – 471.

[11] AYERS L, NIEUWLAND R, KOHLER M, et al. Dynamic microvesicle release and clearance within the cardiovascular system: triggers and mechanisms [J]. Clinical science, 2015, 129(11): 915 – 931.

[12] MADHAVAN B, YUE S, GALLI U, et al. Combined evaluation of a panel of protein and miRNA serum-exosome biomarkers for pancreatic cancer diagnosis increases sensitivity and specificity [J]. International journal of cancer, 2015, 136(11): 2616 – 2627.

[13] MELO S A, LUECKE L B, KAHLERT C, et al. Glypican – 1 identifies cancer exosomes and detects early pancreatic cancer [J]. Nature, 2015, 523(7559): 177 – 182.

第七章
化验单的秘密

传统医学对疾病的诊断依靠望闻问切,把脉医治,而西方医学则更依赖于客观的检查结果,因此各式各样的化验成了看病必不可少的一环。化验本质的意义是为确定某种物质(如矿物、合金、药品、抗生素或食物)中的一种或几种组分是否存在或者为确定这些组分的含量而做的化学试验。简单来说就是用物理或者化学的方法检验物质的成分和性质,如药品化验、血液化验、体液化验、矿物化验等。随着社会的发展,目前化验分类越来越详细,按照科目来分主要有化工化验、生物化验、食品化验、医疗化验等。医院检查的化验单是与我们生活最为息息相关的检测结果,检验结果能够直接地评估一个人的健康状况。下面将主要对在医院就诊时最常见的化验单内容进行简单解析。

一、引言

《中国疾病预防控制工作进展(2015 年)》报告指出,自 2003 年以来,中国政府进一步加大了对于疾病预防控制体系的建设投入,初步建立了完善的疾病预防控制体系。除了平稳控制传染疾病疫情之外,国家也不断扩展了癌症早诊早治和对心脑血管疾病的筛查干预。之后,中国将继续贯彻"预防为主、防治结合"的工作方针,提高全民健康水平。报告已明确将疾病的诊治和筛查干预提到日程上来,表明了国家从战略层面对疾病预防和诊断的重视。个人更应该定期进行身体检查,重视疾病的预防。

从循证医学角度出发,疾病诊断必须基于相对科学的方法进行相关检验。只有获得相应的检查结果并且结合患者的临床体征,才能对某一种疾病进行明确诊断和治疗。没有实验室的检查结果,对大部分疾病很难确诊,亦很难用药,所以化验的重要性自不必多说。本章将着重介绍各种常见化验检查的临床意义和正常值范围、临床常见疾病应做哪些基本化验检查及这些检查出现异常后的可能诊断。

二、常规化验

1. 血液检测

血常规是最常见、最基本的血液检验。现在借助自动或者半自动血液分析仪即可完成病毒性、感染性、炎症、寄生虫感染、贫血、过敏等疾病初步诊断的参考值测定。血液由液体和有形细胞两大部分组成,血常规检验的是血液的有形细胞部分。主要有三种细胞,即红细胞、白细胞和血小板,通过观察这三种细胞的数量变化及形态分布可对部分疾病有初步的判断。血常规检验是临床医生诊断病情的最常用的辅助检查。

抽血注意事项主要包括以下几个方面：如果只进行血常规检查是不需要空腹的，但如果需要进行血脂、肝功能等生化相关指标化验时则需要空腹；抽血时间最好是早上；要穿比较宽松的衣服，紧身衣不利于抽血，也不利于被抽血后的胳膊的复原；会晕血的人要及时告知检验采血人员，做好防范措施，避免发生晕厥等意外；抽血检查之前最好洗澡以避免抽血时细菌顺伤口进入体内造成感染，一周之内避免剧烈运动，并避免高脂肪饮食及饮酒；抽血后用棉球按压3～5分钟进行止血，不要揉抽血处，以免造成皮下血肿；若抽血后出现淤青，24小时后可用温热毛巾湿敷，促进吸收；抽血后若出现晕针症状，如头晕、眼花、乏力等，应立即坐下，有条件的平卧最佳，饮少量糖水，待症状缓解后继续其他体检项目。

（1）白细胞检测

白细胞检测主要包括白细胞计数以及白细胞分类计数。白细胞计数参考值：成人为 $(4\sim10)\times10^9/L$；儿童为 $(5\sim12)\times10^9/L$；新生儿为 $(15\sim20)\times10^9/L$。血液中的白细胞主要有五种，即中性粒细胞、淋巴细胞、单核细胞、嗜酸粒细胞和嗜碱粒细胞。其中中性粒细胞约占白细胞总数的50%～70%，淋巴细胞约占20%～40%，单核细胞约占3%～8%，嗜酸粒细胞约占0.5%～5%，嗜碱粒细胞约占0%～1%。

通过对以上细胞的计数可以直观发现相关疾病的异常情况。白细胞数目的增多，常见于急性细菌感染、炎症、烧伤、急性出血、组织损伤等。而白细胞总数的减少，则见于艾滋病、疟疾、再生障碍性贫血、放化疗或者抗癌药物治疗等。

(2) 红细胞检测

红细胞相关检测主要包括红细胞计数、血红蛋白测定和红细胞比容测定三个方面。红细胞计数的正常范围：成年男性为 $(4.09\sim5.74)\times10^{12}/L$；成年女性为 $(3.68\sim5.13)\times10^{12}/L$；新生儿为 $(5.2\sim6.4)\times10^{12}/L$。血红蛋白参考值：成年男性 131～172 g/L；成年女性 113～151 g/L；新生儿 180～190 g/L。红细胞比容的参考值：成年男性 38%～50.8%；成年女性 48%～68%。

临床上常见的红细胞计数减少的疾病主要包括各类贫血，如缺铁性贫血、维生素 B_{12} 或者叶酸缺乏引起的贫血、白血病、术后失血以及慢性炎症等。红细胞计数增多则常见于肺源性心脏病、肾上腺皮质激素或者庆大霉素刺激、先天性心脏病、脱水、大面积烧伤等。血红蛋白的测定主要用于确定是否贫血，确定贫血之后还需要进一步测定红细胞各项指数，以查找发生贫血的病因。引发贫血的原因主要包括铁缺乏、维生素缺乏、骨髓疾病、各种急慢性失血以及溶血性疾病等。红细胞比容的增高常见于大面积烧伤或者严重脱水情况，而红细胞比容的减少则见于各类贫血、营养不良或者药物刺激等。

(3) 血小板检测

血小板的主要功能是凝血，它与血栓形成、器官移植排斥等相关。血小板正常计数为 $(100\sim300)\times10^9/L$。

血小板计数异常减少可能有以下三种原因：血小板产生减少，见于造血功能受到损害，如再生障碍性贫血、白血病；血小板破坏增加，如脾功能亢进、原发性血小板减少性紫癜；血小板消耗增多，如弥漫性血管内凝血。

血小板计数异常增多一方面源于一过性增多,常见于急性大出血及溶血后;另一方面源于持续性增多,见于真性红细胞增多症。另外,许多恶性肿瘤早期常可见血小板增多。当出现反复牙龈出血不止、鼻衄、皮肤反复有出血点等情况,须及时检查血小板计数。

血液检查除了上述的血常规检查之外,还有针对贫血的特殊检查、止血和血栓检查、血型鉴定和交叉配血以及骨髓细胞检查等。

(4) C 反应蛋白

C 反应蛋白(CRP)是人体受微生物等侵袭后,血液中快速产生的一种急性期反应蛋白。在炎症及侵袭因子作用下,6～12 小时后血清中 CRP 浓度开始升高,24～48 小时达到最高峰,反复炎症刺激可致 CRP 水平持续升高。CRP 的出现比其他急性期的反应物质早,对疾病的早期诊断很有帮助。CRP 不受放疗、化疗、皮质激素治疗的影响。细菌性感染时,CRP 明显升高,且升高程度与感染的严重程度呈正比。病毒性感染时或支原体感染时,CRP 的血清含量一般在正常范围内。因此 CRP 可以用来检测疾病的活动情况和严重程度,对观察疗效具有很好的导向作用。

2. 尿液检测

尿常规检测主要用于泌尿系统疾病、代谢性疾病的筛查。很多泌尿系统疾病在早期就会出现蛋白尿的情况,尿液检查不仅对泌尿系统疾病的诊断、病情评估有重要意义,而且对其他系统疾病的诊断、病情评估亦有重要的参考价值。如果出现尿频、尿急、尿痛、血尿的症状,应该及时去做尿检。

尿检的注意事项主要包括以下几个方面:检查尿常规时,留取的尿液应不少于 10 ml（至少达到尿杯一半的量）；一般要求女性留取尿标本时应避开经期；最好留取中段尿；留取尿液应使用清洁干燥的容器（可以使用医院提供的一次性尿杯和尿试管，注意避免污染，尽快送检）；一般的常规检查任何时间排出的尿都可以进行化验检查，需要特别注意的是肾病患者一律采用清晨起床第一次尿液送检。尿液的酸碱值（pH 值）参考范围是 5.5～7.4。pH 值减小有可能是由酸中毒、糖尿病、痛风等引起的。而泌尿系统感染、碱中毒等则会引起 pH 值增加。正常尿液中不应检测到蛋白，尿中出现蛋白可能是由于剧烈运动引起的生理性蛋白尿，如果检测前并没有剧烈运动，则需考虑是急性肾小球肾炎、肾病综合征等引发的病理性蛋白尿。正常情况下，尿中葡萄糖为阴性，糖尿病、肾性糖尿、颅内高压、甲亢等患者尿液中会检测到葡萄糖。尿中出现胆红素则有可能是由肝实质性或阻塞性黄疸引起的。尿胆原增多通常由溶血性黄疸、病毒性肝炎、心力衰竭等引起。尿中有潜血需要考虑是否为泌尿系统感染、结石、肿瘤等病症。尿中白细胞通常由泌尿系统感染引起。糖尿病酮症酸中毒、剧烈运动、饥饿、脱水等会引起尿中酮体的升高。尿比重正常值为 1.015～1.025。比重升高通常由高热、肾前性少尿、急性肾小球肾炎、糖尿病等引起。大量饮水、慢性肾小球肾炎、慢性肾衰、尿崩症等则会导致尿比重降低。

除了以上尿常规指标之外，尿量多少也能反映身体的健康状况。24 小时排尿量超过 2.5 L 为多尿症，排除饮水过多或者使用利尿药物等原因后，应考虑是否为糖尿病、慢性肾炎、尿崩症等。24 小时内排尿量小于 0.4 L 为少尿症，常见于高热、脱水、肾疾病等。此外，对尿液中绒毛膜促性腺激素（HCG）的检查可以用于妊娠诊断。

3. 粪便检测

粪便常规检查可帮助初步了解消化系统有无炎症、出血、寄生虫感染，并可以用于间接评估胃肠、肝胆胰的功能状况。

粪检注意事项主要包括以下几个方面：检查前按原来的生活习惯和饮食习惯照常进行；容器要洁净；标本力求新鲜，采取标本后及时送检（2小时内送到）；做粪便细菌学检查，标本应采集于灭菌有盖容器内（建议使用医院提供的专用容器），标本应于1小时内送检；隐血（或称潜血，OB）试验标本选取外表及内层粪便，禁食动物血食品及含叶绿素丰富的食品（如菠菜等），以免误诊。

粪便正常颜色与形状：成人粪便为黄色或棕黄色，质软，成形。婴儿粪便为黄色或金黄色糊状便。异常粪便主要有以下几种：鲜血便，多见于痔疮、直肠癌、直肠息肉等；柏油样便，多见于消化道出血等；白陶土样便，多见于胆管阻塞等；脓性及脓血便，多见于肠道炎症、肠道恶性肿瘤等；米泔样便，呈白色淘米水样，见于霍乱等；黏液便，多见于各类肠炎等；稀糊状或者水样便，多见于非感染与感染腹泻等；细条状便，细条样或扁片状，提示直肠狭窄，多见于直肠癌等。

粪便中通常不见白细胞或者红细胞。出现白细胞，常见于细菌性痢疾、结肠炎等。出现红细胞，常见于肠道炎症或者出血。对于肉眼和显微镜均无法检测到的粪便隐血，可以借助隐血试验。隐血试验对于消化道出血的鉴别诊断意义重大：消化性溃疡的阳性率为40%～70%，往往是间歇性阳性；消化道恶性肿瘤，如胃癌，其阳性率可高达95%，往往是持续性阳性。

4. 其他体液检测

脑脊液常规检测主要用于中枢神经系统疾病诊断。浆膜腔积液检查主要用于胸腔、腹腔和心包病理性积液的检查。精液和前列腺液检查用于男性生殖系统疾病检查。阴道分泌物检查用于女性生殖系统疾病排查。痰液病原体和细胞学检查用于感染和肿瘤诊断。

三、生化检验

1. 心肌疾病检测

根据国家心血管病中心组织编撰的《中国心血管病报告2018》，中国现有心血管病患者约2.9亿人。目前，在中国，心血管疾病的死亡率高居首位，占居民疾病死亡构成的40%以上。急性心肌梗死的死亡率呈现快速上升趋势，农村地区急剧增加。此外，急性心肌梗死在中青年中的发病率亦急剧上升。中国目前每年新发急性心肌梗死50万例，现患至少200万人。剧烈而持久的胸骨后或心前区压榨性疼痛是心肌梗死发作时较为典型的症状。快速明确诊断是否为心肌梗死是挽救心梗患者的关键。大部分心肌梗死患者在后半夜发病，有些人怕影响家人休息选择硬扛而丧失最佳救治时机，造成了严重后果。除了急性心肌梗死之外，急性心肌损伤、慢性心力衰竭、动脉粥样硬化等都是威胁人类健康的心血管疾病。在临床诊断中，主要通过检查心电图以及相关生化指标，如血清肌酸激酶、血清肌红蛋白、乳酸脱氢酶、肌钙蛋白以及血脂来指导临床治疗。

(1) 血清肌酸激酶检测

血清肌酸激酶（CK）主要存在于骨骼肌、脑和心肌中。血液中CK的参考值为30～200 U/L。CK检测对于判断急性心肌梗死有重要意义。在心肌梗死发病后2～4小时，CK活性就开始增高，24～36小时达到高峰。CK升高的程度与梗死的面积成正相关。此外，杂化型血清肌酸激酶（CK-MB）主要存在于心肌细胞中，也被用于急性心肌梗死的诊断。CK-MB的参考值为0～25 U/L，急性心肌梗死发作后血清中CK-MB开始升高，24小时达到高峰值，36小时内其波动曲线与CK总活力相平行，至48小时消失。

此外，CK的升高还见于骨骼肌疾病、肌营养不良及多发性肌炎、进行性肌萎缩和皮肌炎的患者；急性脑卒中患者发病数天后血清CK活性升高并可持续升高10～14天；运动后48小时内、分娩者及新生儿血清中CK活性也高于正常值。

(2) 血清肌红蛋白检测

肌红蛋白（Mb）是肌肉组织特有的一种蛋白，是检测骨骼肌和早期心肌损伤的指标。血清Mb的参考范围是：男性19～92 g/L；女性12～76 g/L。

血清Mb增高，常见于急性心肌梗死的早期；一般在发病后4小时开始升高，6～7小时达到峰值，24小时恢复正常。连续监测Mb对心肌梗死的排除具有重要意义，若在症状出现后连续检测均为阴性，基本可排除急性心肌梗死；如果在症状出现后1～2小时成倍增高，则有较高的特异性，且对判断有无心肌梗死延伸或再梗死方面更具诊断价值。另外，Mb的表达峰值与心肌坏死的程度成正比。峰值越高表示坏死的程度越大，Mb＞2 000 μg/L为预后不良的指征。

此外，Mb 的升高还可见于急性肌损伤、肌营养不良、肌萎缩、多发性肌炎、缺血性心脏病、心绞痛、心源性休克、出血性休克、进行性肌萎缩、甲状腺功能减退、药物所致肌病等。在肾功能不全、烧伤、乙醇中毒、糖尿病酸中毒时，血与尿肌红蛋白水平也升高。

（3）乳酸脱氢酶检测

乳酸脱氢酶（LDH）存在于机体所有组织细胞中，在骨骼肌、肝脏、心、肾和红细胞中表达量较高。LDH 的正常参考范围是 109～245 U/L。通常将 LDH 是否升高作为肝病或者某些恶性肿瘤的辅助诊断，也可以用作急性心肌梗死的辅助诊断。在发生急性心肌梗死时 LDH 水平升高，发作后 12～24 小时达到高峰，可持续升高长达 10 天。

（4）肌钙蛋白检测

肌钙蛋白是肌肉收缩的调节蛋白，由三个结构不同的亚基组成，即肌钙蛋白 T（TnT）、肌钙蛋白 I（TnI）和肌钙蛋白 C（TnC）。三者的协同作用造成了肌肉的收缩。肌钙蛋白的正常参考值是：TnI 为 $0.02 \sim 0.13 \ \mu g/L$；TnT 为 $0 \sim 0.15 \ \mu g/L$。心肌肌钙蛋白具有高度心肌特异性和灵敏度。心肌缺血导致心肌损伤时，心肌肌钙蛋白 I（cTnI）很快进入血液循环，可以通过免疫法检测到；心肌梗死发生后 4～6 小时内 cTnI 出现异常增高，11～24 小时达到峰值，可持续 7～10 日。目前，血清心肌肌钙蛋白检测是最理想的心肌梗死标志物。

（5）其他指标检查

急性心肌梗死往往由于长期的血脂异常形成动脉粥样硬化加上某些急性因素使原本狭小的血管出现堵塞引起，所以血脂的正常与否与心肌梗死的发生密切相关。血脂主要成分的正常参考范围是：甘油三酯(TG)<1.90 mmol/L;胆固醇(TC)<5.18 mmol/L;低密度脂蛋白(LDL-C)<3.37 mmol/L,高密度脂蛋白(HDL-C)<0.27 mmol/L。"时间就是心肌,时间就是生命",对于更快、更精准诊断心肌梗死方法的研究至今不曾停止。循环 microRNAs 作为疾病诊断标志物的研究也取得了一些重要进展,研究发现循环中的心脏肌肉特异性表达 miR-208a 和 miR-499 在急性心肌梗死患者中的表达水平异常,提示它们可能是急性心肌梗死的潜在生物标志物。

2. 肝功能检测

肝脏是人体的代谢中枢,代谢产物经过血液系统来到肝脏,经过加工后一部分成为可利用的物质返回循环,一部分成为废物排出体外。肝功能化验主要用于检测肝脏是否有疾病、肝脏损害程度以及查明肝脏疾病发病原因。因此,肝功能化验的临床应用对于诊断、治疗、预后等方面具有重要价值。本部分将具体介绍一些肝功能的指标。

(1) 酶学指标检测

肝功能相关的酶学指标主要包括:丙氨酸氨基转移酶(ALT)、天冬氨酸氨基转移酶(AST)、γ-谷氨酰基转移酶胆碱酯酶(GGT)、碱性磷酸酶(ALP)。ALT 是肝脏特异性酶,正常值为 5~40 U/L,常用于肝损伤的诊断。ALT 增高常见于肝炎、肝癌、肝硬化活动期、脂肪肝等肝脏疾病,以及胆道疾患、甲亢等。另外,氯丙嗪、奎宁、酒精、铅、汞、有机磷等药物或毒物也会引起 ALT 的升高。AST 作为肝胆疾病的诊断指标,其正常值为 8~40 U/L。AST 升高多见于肝脏疾病和胆道疾患。另外,内分泌疾病、肺梗塞、白血病等患者也会检测到

AST 的升高。GGT 也是肝胆疾病的常见检测项目，其正常值为 7～64 U/L。除了肝脏疾病，胰腺炎、胆结石也会检测到 GGT 升高。ALP 是肝胆疾病和骨骼疾病常见的检测指标，其正常值为 38～126 U/L，除了在肝胆疾病中 ALP 升高之外，变形性骨炎、肾小管酸中毒、甲亢等患者也会检测到 ALP 升高。胆碱酯酶（CHE）是评估肝功能的检测指标，其正常值为 130～310 U/L。在肝炎和肝硬化患者中 CHE 含量减低，CHE 增高的情况多见于神经系统疾病、甲亢、支气管哮喘、肾衰等。

（2）血清总胆红素与直接胆红素检测

总胆红素（TB）和直接胆红素（DB）是评估肝脏功能的重要指标。TB 的正常值为 3.4～17.1 mol/L，TB 增高常见于肝硬化、肝损伤、胆石症、新生儿黄疸、胆管炎等。DB 检测通常用于黄疸类型的判断，其正常值为<3.4mol/L。DB 的增高多见于肝细胞性黄疸、梗阻性黄疸、新生儿高胆红素血症等。

（3）总胆汁酸检测

总胆汁酸（TBA）是评判肝功能的常用指标，其正常值为 0～10 μmol/L。TBA 增高见于急性肝炎、肝硬化、酒精肝、胆道梗阻、胆石症等。

3. 肾功能检测

肾脏可以通过排泄尿液清除代谢废物和人体的有害物质，调节体内水、电解质和酸碱平衡并具有内分泌功能，生产和分解某些激素。肾脏疾病在病变早期的时候，肾脏本身通常没有明显的形态变化，所以通过尿液检测对于肾脏病变的早期诊断具有重要意义。尿液的常见测定项目主要包括尿素、肌酐和尿酸。

（1）尿素检测

尿素是机体氨的主要代谢产物，经由肾小球过滤后从尿液中排出。尿素的正常值为 2.5～7.1 mmol/L。病理性尿素升高见于水肿、脱水、循环功能不全等肾前性疾病，肾功能衰竭、肾中毒、急性肾小球炎症、尿路结石、膀胱肿瘤等都会引起尿素升高。另外，生理性尿素升高见于高蛋白饮食。尿素降低则主要见于重症肝病、蛋白质摄入不足、肾功能障碍等。

（2）肌酐检测

肌酐（Cr）是机体肌酸的最终代谢产物，是肾脏功能检测的常见指标，其正常值：男性 62～115 μmol/L，女性 53～97 μmol/L。Cr 升高见于尿毒症、肾衰、重度充血性心功能不全、心肌炎等。Cr 降低则见于肌肉萎缩、贫血、肝功能障碍等。

内生肌酐清除率（Ccr）表示的是肾脏每分钟清除多少毫升血浆中肌酐的能力，其正常值为 80～120 ml/min。Ccr 的降低是评估肾小球过滤功能受损的指标。男性低于 80 ml/min、女性低于 60 ml/min 都是肾脏受损的表现。

（3）尿酸检测

尿酸（UA）是机体内嘌呤代谢的最终产物，血尿酸测定可以用来评估肾功能损伤程度，其正常值为：男性 208～428 μmol/L；女性 155～357 μmol/L。UA 升高源于急、慢性肾炎，痛风，铅中毒，酒精中毒，糖尿病，甲状腺功能减低等。UA 减低见于恶性贫血或者使用阿司匹林药物等。当 UA 值＞640 mol/L 时，可以诊断为痛风，有形成肾结石或痛风的高度危险。

4. 血糖检测

随着人们生活水平的日益提高,中国糖尿病患病率逐年上升。糖尿病典型的症状是"三多一少",即为多尿、多饮、多食,体重减少。血糖控制不佳会导致慢性并发症并危害心脏、足、脑、眼、肾等全身各系统脏器,因此早期诊断、早期治疗对糖尿病而言非常重要。血中葡萄糖及其代谢产物的检测是诊断、治疗和检测糖尿病的常规项目,本部分将介绍葡萄糖、糖化血红蛋白、胰岛素等指标的检测。

(1) 葡萄糖检测

葡萄糖(Glu)是诊断糖尿病的主要检查项目。空腹血清中 Glu 的正常值为 $3.89 \sim 6.11$ mmol/L。血糖异常升高提示可能是糖尿病,另外高糖饮食、情绪激动也会引发血中葡萄糖升高。甲亢者,肾上腺皮质功能及髓质功能亢进都会检测到血糖升高。血糖降低则见于胰岛素分泌过多、饥饿、剧烈运动、孕妇等。

此外,与葡萄糖检测相关的是糖耐量实验(OGTT)。该实验是葡萄糖的负荷试验,用于了解胰岛细胞功能和机体对于血糖的调节能力。OGTT 也是确诊糖尿病的诊断试验。具体检测方法为:空腹状态下,将 75g 葡萄糖用 250 ml 水溶解,在 5 分钟内口服,服用前抽空腹血,服糖后每隔 30 分钟取血一次,总共四次。每隔 1 小时留尿测尿糖。根据各次血糖水平绘制糖耐量曲线。糖耐量正常值为:空腹血糖<6.1 mmol/L;口服葡萄糖 $30 \sim 60$ 分钟达高峰,峰值<11.1 mmol/L;2 小时恢复到正常水平,即<7.8 mmol/L;尿糖均为阴性。糖尿病患者的糖耐量为:空腹血糖浓度≥7.0 mmol/L;服糖后血糖急剧升高,峰值超过 11.1 mmol/L,2 小时后仍高于正常水平;尿糖常为阳性。

(2) 糖化血红蛋白检测

糖化血红蛋白(GHb)是血红蛋白与葡萄糖结合的产物,通常检测 GHb 占总血红蛋白的百分比用于反映糖代谢的正常与否,该诊断可以评估糖尿病患者的控糖效果。正常糖化血红蛋白占比为 4%～6%。糖化血红蛋白比例升高主要见于糖尿病,比例减少则考虑是否是溶血性疾病或者大出血引发的新生红细胞大量生成。

(3) 胰岛素测定

胰岛素(INS)是机体胰岛 β 细胞分泌的重要糖代谢激素,胰岛 β 细胞功能受损,引起胰岛素相对或绝对不足,会引发糖尿病。胰岛素的测定主要用于了解胰岛 β 细胞功能状况,协助判断糖尿病类型。空腹状态下,INS 的正常范围是 5～20 mU/L。Ⅰ型糖尿病患者＜5 mU/L;Ⅱ型糖尿病患者一般 INS 浓度正常;肥胖患者 INS 高于正常值。

与胰岛素测定相关的实验还有胰岛素释放试验,即在进行 OGTT 的同时,测定血浆中胰岛素的浓度,根据测定曲线了解胰岛 β 细胞的功能。正常情况下,口服 75g 葡萄糖 1 小时后上升为空腹的 5～10 倍,3 小时恢复正常。Ⅰ型糖尿病患者胰岛功能缺失,服用葡萄糖后胰岛素无明显增加;Ⅱ型糖尿病患者服用葡萄糖后胰岛素水平升高,但数值低于正常水平,胰岛素分泌高峰也往往推迟到 2～3 小时后出现。此外,也可以通过 C 肽(C-P)释放试验来反映胰岛素的水平。C-P 是由胰岛素分子分裂而成的肽类物质,它不受肝脏酶灭活,在血中的半衰期长,且不受外来胰岛素干扰,所以能更准确地反映患者胰岛的分泌功能。尿 C-P 的正常值为 36～40 μg/d,Ⅰ型糖尿病患者仅为 1.1～1.6 μg/d,Ⅱ型患者为 24～31 μg/d。C-P 的检测也是伴随 OGTT 进行的,其峰值的出现同胰岛素检测相同。

(4) 尿微量白蛋白测定

尿微量白蛋白(MALB)测定是可以较好反映肾早期病变的指标。如尿中 MALB 超过 30 mg/24 h 或 20 mg/min，则提示有早期肾脏损害。

(5) 血、尿酮体检测

血糖控制不佳导致血糖长期处于高值的糖尿病患者，易于引起脂肪代谢紊乱。脂肪的不完全分解会产生大量酸性中间产物，即酮体。血酮超过 5 mmol/L 或者尿酮呈强阳性均提示患者可能合并出现酮症酸中毒。酮症酸中毒会导致全身电解质紊乱，引发高钾血症、高钠血症等，若不及时抢救，会危及生命。

四、其他检验

1. 免疫学检查

人体的免疫系统具有防御外界病原体侵入、建立机体自身稳态的功能。本部分主要介绍免疫学检查中的 T 细胞检查、免疫球蛋白测定以及总补体溶血活性测定。

(1) T 细胞检查

根据 T 淋巴细胞表面分化抗原的表达不同可以将 T 细胞分为若干亚群。T 细胞亚群的检测除了可以用于 T 淋巴细胞相关疾病以及自身免疫疾病的诊断，还可以用于艾滋病患者机体免疫力的检测。具体检测方法为对全血进行流式细胞分析。各类 T 细胞亚群占 T 细胞总数的百分比分别为：CD3 T 细胞约占 64.62%～77.08%；CD4 T 细胞约占 32.69%～44.23%；CD8 T 细胞约占 32.69%～44.23%；CD4/CD8 约为 1.04%～1.72%。临床上，CD3 T 细胞增多常见于 T 淋巴细胞白血病和自身免疫疾病。CD8 T 细胞的增多常见于自身免疫疾病和病毒感染。CD4/CD8 比值的增高常见于器官移植后的排异反应。恶性肿瘤和艾滋病患者中 CD3 T 细胞和 CD4 T 细胞数目明显降低。

(2) 免疫球蛋白测定

免疫球蛋白测定，也就是对人体内抗体含量的检测，是体液检测的主要指标。人类抗体主要分为 IgG、IgA、IgM、IgD 和 IgE 五类。它们的正常参考值分别为：IgG 7.2～16.85 g/L；IgA 0.7～3.85 g/L；IgM 0.5～2.8 g/L。IgD 和 IgE 通常含量很低，不作为实验室检测项目。免疫球蛋白的增高常见于细菌性感染、自身免疫病、多发性骨髓瘤等；免疫球蛋白的减低常见于先天性低免疫球蛋白血症。

(3) 总补体溶血活性测定

补体是血液中与免疫相关的糖蛋白，由 C1～C9 九种成分构成。补体的构成较为复杂，具有溶血的作用，同时还可以杀菌，促进炎症反应。血清中总补体溶血活性正常范围是 50～100 U/ml。溶血活性增高常见于感染、伤寒、组织损伤等，溶血活性降低常见于肾炎、类风湿性关节炎、乙肝、心内膜炎等。

2. 病毒性肝炎标志物检测

病毒性肝炎主要由肝炎病毒感染机体引发肝炎产生。在病毒侵入机体的过程中，机体会产生相应的抗体，因而可以以抗体为检测病毒性肝炎的标志物，以协助病毒性肝炎的分型。本部分主要介绍甲型肝炎、乙型肝炎和丙型肝炎的病毒性肝炎标志物检测。

(1) 甲型肝炎病毒抗体检测

甲型肝炎(HAV)是由甲型肝炎病毒感染机体引发的肝炎，可以经由粪口传播。90%儿童感染者临床表现为隐性感染或者无黄疸性感染;75%成人感染者表现为急性肝炎。甲型肝炎病毒侵入机体,主要会产生 IgM 以及 IgG 类抗体。临床检查时主要通过酶免疫法检测 HAV-IgM 和 HAV-IgG 的有无。HAV-IgM 阳性是甲肝病毒早期诊断指标,HAV-IgG 阳性证明患者曾经感染过甲肝病毒。

(2) 乙型肝炎病毒相关标志物检测

乙型肝炎(HBV)的相关标志物主要包括乙型肝炎表面抗原(HBsAg)、乙型肝炎表面抗体(HBsAb)、乙型肝炎 e 抗原(HBeAg)、乙型肝炎 e 抗体(HBeAb)和乙型肝炎核心抗体(HBcAb)。临床上主要通过酶免疫法检测血清中以上指标的有无。如果五项指标结果全阴,表示过去和现在均未感染 HBV。若仅 HBsAb 阳性,表示预防注射疫苗或 HBV 感染已康复。若检测到 HBsAg、HBeAg、HBcAb 这三者为阳性,则是一般说的"大三阳"。若 HBsAg、HBeAb、HBcAb 为阳性,则是"小三阳"。大三阳患者机体中乙肝病毒处于活跃繁殖状态,机体长期携带乙肝病毒,有较强的传染性。而小三阳往往是机体免疫力增强后由大三阳转变来的,小三阳患者体内乙肝病毒处于稳定复制状态,传染力相对较低,必要时还需进一步检测乙肝病毒 DNA 滴度。

(3) 丙型肝炎病毒相关标志物检测

丙型肝炎(HCV)的相关标志物主要包括丙型肝炎病毒抗体(HCV-Ab)和丙型肝炎病毒基因。HCV-Ab 是机体感染丙肝病毒之后产生的特异性抗体,通过酶免疫法可以检测血清中 HCV-Ab 的有无,并依此判定是否感染丙肝病毒。通过荧光定量聚合酶链反应方法可以检测血清中 HCV 病毒基因的复制数,正常机体中 HCV 病毒基因的复制数小于 1 000 个/ml。通过直接检测 HCV 基因的多少也可以直接反映感染者是否处于病毒活跃复制期。通过特定引物的设置可以对丙肝病毒进行进一步的分型检测，协助临床治疗。

3. 肿瘤标志物检查

肿瘤标志物通常是由基础研究结合临床验证提出的可以反映肿瘤发生、发展的标志性物质。这一类物质可以直接从血液或者尿液等体液组织直接检出。肿瘤标志物对于监测肿瘤的发生、疗效、复发和预后评估都具有重要的意义。但是目前大部分标志物检测尚有局限性，并不能完成上述所有的功能。本部分将主要介绍已经用于临床检测的肿瘤标志物检测，主要包括甲胎蛋白（AFP）、癌胚抗原（CEA）、癌抗原－125（CA125）和前列腺特异性抗原（PSA）。

AFP 是由胎儿肝脏和卵黄囊合成的一种糖蛋白，在胎儿出生后甲胎蛋白被白蛋白取代，所以成年人血清中几乎检测不到 AFP。血清中 AFP 常见于肝癌、胃癌、结肠癌、肺癌、卵巢癌等肿瘤患者。此外，病毒性肝炎患者体内也能检测到 AFP，孕妇和新生儿的 AFP 含量也较高。CEA 也是存在于胚胎组织中的一种蛋白质，正常人血清中 CEA 含量应小于 3 ng/ml。CEA 增高常见于直肠癌、肺癌、乳腺癌和卵巢癌等。此外，CEA 的检测还被用于监测结直肠癌的放疗、化疗效果。CA125 是存在于卵巢癌细胞表面的一种糖蛋白，CA125 正常血清含量应小于 35 U/ml。CA125 检测主要用于监测卵巢癌的治疗和复发。PSA 是由前列腺上皮细胞分泌的特异蛋白，是目前用于组织检测的特异性最强的标志物。血清中 PSA 的正常含量应小于 4 ng/ml。PSA 升高常见于前列腺相关疾病，如前列腺癌、急性前列腺炎和前列腺肥大等。

小结

学会解读常见的化验单,能够帮助大家初步了解自我健康状况。本章主要介绍了对常规化验、生化检验和免疫检验等相关化验内容的解读,希望通过本章介绍,能够帮助大家了解医院检查的基本信息,配合医生做好检查,使疾病得到尽早的诊治。

思考与练习

1. 常规化验主要包括哪几项?
2. 心肌梗死相关的生化检测指标主要包括哪几种?
3. 简述一下糖耐实验。
4. 乙肝病毒标志物有哪些?如何区分"大三阳"和"小三阳"?

本章参考文献

[1] 陈家绰,朱丹华.怎么看化验单[M].3版.北京:人民卫生出版社,2001.
[2] 全柱尧.解读化验报告 提高科学素养[J].生物学教学,2014,39(8):54.
[3] 毛远丽.解析肝功化验单[J].中国医刊,2006(41):53-54.
[4] 熊立凡,胡晓波,王鸿利.明明白白看化验单[M].2版.上海:上海科学技术出版社,2011.
[5] 黄立坤,温跃春,王雪雰 看懂化验单轻而易举[M].太原:山西科学技术出版社,2010.
[6] 全明希.带您学习化验单:血脂篇[J].糖尿病天地,2017(7):24-25.
[7] 莫丽亚.怎样看血常规化验单[J].家庭科技,2009(8):15.
[8] 刘国昇.教你来看生化化验单[J].人人健康,2013(17):62.
[9] 艾素.如何看乙肝5项化验单[J].家庭医药,2015(15):69.

[10] 万学红,卢雪峰. 诊断学[M].9版.北京：人民卫生出版社,2018.
[11] 侯治富. 实验诊断学[M].2版.北京：高等教育出版社,2015.
[12] 尚红,王兰兰.实验诊断学[M].3版.北京：人民卫生出版社,2018.
[13] 王建中,张曼.实验诊断学[M].4版.北京：北京大学医学出版社,2019.
[14] 王建中,康熙雄.实验诊断学[M].3版.北京：北京大学医学出版社,2013.
[15] 王兰兰,尚红.实验诊断学[M].北京：人民卫生出版社,2014.
[16] 杨万云,万滋衡,罗新茂.实验诊断学基础教程[M].北京：科学出版社,2016.
[17] 李士军.实验诊断学：英文版[M].北京：科学出版社,2014.
[18] 侯治富.实验诊断学[M].北京：高等教育出版社,2012.
[19] 尹一兵.分子诊断学[M].北京：高等教育出版社,2007.
[20] 李艳,李金明.个体化医疗中的临床分子诊断[M].北京：人民卫生出版社,2013.

第八章
肠道的健康帮手

生活中常常会听到人们说微生物是一类只有在显微镜下才能观察到的生物,与人类健康有着密切的联系。在我们身体的表面和内部,尤其是在肠道里,居住着许多微生物,目前研究发现人类肠道中包含约 2kg 重的细菌,但是其中只有大约 20% 可以被培养和研究。一百多年来科学家们始终在不懈地进行着相关研究和探讨。

一、引言

胎儿在母体内是无菌的,出生后才开始和空气、饮食及外界环境接触。自然状态下,婴儿经过孕妇的产道时,大量的微生物会经过婴儿的口腔进入消化道,从而定植在他们的消化道内。婴儿出生数小时后,即有大量细菌进入体内。婴儿出生一周后,肠道从无菌变为有菌状态,研究证实婴幼儿体内双歧杆菌偏多。之后断奶期的婴幼儿因为开始转向成人饮食,所以体内菌群结构又一次发生变化,1 岁左右婴儿的肠道微生物即可达健康成人的水平。

当人们听到肠道细菌时,会把细菌与疾病、病毒等同。虽然确实许多肠道致病菌与感染性疾病相关,如腹泻、痢疾、霍乱等,但随着研究的深入,科学家发现人体中微生物群也能够起到帮助人体进行消化、生长和防御外来致病因子等作用。目前已经确认人体肠道中存在几千种细菌,这些肠道菌群的数量、分布和变化都与人类健康息息相关。近年来,很多研究还表明肠道微生物和多种疾病的发病机制直接相关。本部分将主要介绍微生态学的概念、肠道微生态学系统和捍卫肠道微生物的方法。

二、微生态学概念

1977年,德国的福尔克尔·鲁什(Volker Rush)博士首次提出微生态(Microecology)概念,并建立起第一个微生态学研究所,该所的主要工作是进行活菌制剂的应用。1985年,他给出明确定义,微生态学就是研究正常微生物群和其宿主相互关系的生命科学分支。"微生态学是生态学的微观研究层次,是细胞水平或分子水平的生态学。"与传统的医学微生物学不同,微生态学研究宿主与微生物的相互作用,从宏观到微观,研究疾病,同时更强调了生态和生理状态及两个主题的依存关系。

微生态学作为独立学科的时间并不久,但是其发展史最早可以追溯到4 000多年前,当时我国古代先人首次使用微生物酿酒。微生态学的发展主要经历了启蒙时期(1676—1910年)、停滞时期(1910—1945年)、复兴时期(1945—1970年)和发展时期(1970年至今)四个阶段。自 1970 年以来，微生态学与其他生命科学分支学科相互交融，获得了极大的进步。微生态学让人们更好地认识了生命的本质，意识到生命与周围环境息息相关。同时微生态学加强了我们对疾病的认识，微生物与宿主任何一方受到干扰，就会引起微生态的失调，进而引发菌群失调，例如腹泻大多是由于病原菌失调引起的。正常微生物群体一旦失衡就会致病，在研究微生态学的过程中要讲求多元化、相互联系和相对性研究。

三、肠道微生态系统

人体主要有胃肠道、口腔、泌尿生殖道、皮肤和呼吸道五大微生态系统。其中肠道微生态具有数量巨大、组成复杂和动态变化等特点，是人体最重要的微生态系统。构成人体的肠道菌群（Intestinal Microflora），从无到有，影响人体的正常生理功能，一旦失调就会致病。本部分将主要介绍肠道菌群的种类、分布、动态平衡、肠道菌群的生理功能以及肠道菌群的病理改变。

1. 肠道菌群的种类和分布

人体肠道中至少生存着 400 种细菌，其中只有不到 10% 可以在体外培养。肠道中细菌数量约为 10^{14} 个，是人体细胞总数的 10 倍。肠道菌群绝大多数是厌氧菌，少部分为兼性厌氧菌和需氧菌。肠道中每一种细菌的作用是不同的，不同菌种生存于同一个环境中，只有保持菌群的动态平衡，使之相互拮抗，避免有害细菌成为优势菌，才能保持机体的健康。

根据细菌的功能,可以将肠道中的菌群分为有益菌、中间菌和有害菌三大类。有益菌就是对人体健康有好处的菌种,又称为共生菌,主要包括双歧杆菌、乳杆菌和优杆菌等。中间菌能够对机体产生有益或者有害的作用,主要包括肠球菌、大肠杆菌和拟杆菌等。有害菌则主要对机体产生有害的作用,尤其是在成为优势菌后,其有害作用更为明显,主要包括绿脓杆菌、葡萄球菌和梭状芽孢杆菌等。

肠道菌群在肠道中的分布是有规律且分层次的。分布在肠道深层和中层的细菌合称为原籍菌,也叫作固有菌或常居菌。深层细菌紧贴肠黏膜表面分布,主要包括双歧杆菌和厌氧乳杆菌等。中层菌群则主要包括消化链球菌、韦荣球菌和拟杆菌等。分布在肠道浅层的细菌被称为外籍菌,也可以叫作腔菌群或游动菌,主要包括大肠杆菌和肠球菌等。

2. 肠道菌群的动态平衡

正常情况下,肠道菌群与人类宿主维持着动态的平衡,而一旦这种平衡状态被打破,发生菌群失调,就可能导致疾病的发生。消化道正常菌群的种类、数量和分布是动态变化的,受到宿主、微生物和微生物之间的互相作用及饮食的影响。

(1) 宿主因素

人体内消化道不同部位的 pH 值各不相同,pH 值对于维持各个部位的功能具有重要意义。一旦 pH 值发生改变,胃肠道菌群也会发生相应变化。通常胃中由于胃酸存在,其 pH 值维持在 2 左右;在酸性环境中,主要存在的菌群种类是乳酸杆菌、酵母菌、链球菌、葡萄球菌等。

小肠是消化道的过渡区，pH 值约为 4～7，肠液流量大，小肠中菌群通常是肠道球菌属、乳酸菌属。大肠细菌的数量远远超过小肠，这主要是由于大肠内容物移动缓慢所致，且大肠内环境呈中性或弱碱性，pH 值约为 7，有利于细菌大量繁殖。大肠中的菌群主要是双歧杆菌属、乳酸菌属、消化球菌属、肠道细菌等。

（2）微生物因素

微生物自身的因素也会影响它们在胃肠菌群中的数目和分布。微生物自身的因素主要包括细菌定植力、黏附力、定植抗性和运动性等。除此以外，细菌的特性，例如细菌的孢子、膜、酶类、抗微生物物质（细菌素）和世代时间也决定着它们的分布。

（3）微生物之间的相互作用

兼性厌氧菌可以进行有氧代谢，以繁殖自身，它们将氧气消耗后，将有利于厌氧菌的生长。另外，有部分细菌可以产生细菌素，细菌素会抑制外来菌的侵入，保护菌群的稳定。部分细菌还可以分泌有机酸、改变肠道 pH 值，较低的 pH 值对于厌氧菌的生长也是有利的。

（4）饮食因素

饮食是影响肠道菌群组成的关键因素之一，已有研究表明，对近交系小鼠分别予以正常饮食和高脂高糖饮食刺激后，两组小鼠肠道菌群的分布明显不同。饮食改变肠道菌群组成还表现在新生儿肠道菌群的研究中，相较于用配方奶粉喂养的婴儿，母乳喂养的婴儿肠道中含有较高比例的双歧杆菌和乳酸杆菌。而喂养配方奶粉的婴儿肠道内细菌种类多于母乳喂养的婴儿，有更多的肠杆菌、肠球菌、双歧杆菌、拟杆菌和梭状芽孢杆菌。

3. 肠道菌群的生理功能

肠道菌群的生理功能主要来自无菌动物和普通动物的比较研究。肠道菌群对于保持人体生理健康的主要功能表现在营养机体、提高机体免疫力和拮抗疾病三个方面。

（1）营养机体

肠道细菌可以分泌各种消化酶，协助食物的消化和吸收。例如益生菌中释放的酶可以将不溶性蛋白质等变为可溶性成分，以便于新陈代谢。除了协助食物消化，肠道菌自身释放的酸性物质、维生素等都可以直接被肠道吸收，维持肠道功能。

（2）提高机体免疫力

在肠黏膜表面，有双歧杆菌和乳杆菌组成的膜菌群，它们紧紧黏附在肠黏膜上，形成天然的肠道保护屏障。当有条件致病菌或者致病菌侵袭肠黏膜时，膜菌群可以释放细菌素、有机酸和过氧化氢等物质来阻挡它们的侵袭。此外，肠道菌群自身也可以作为抗原，刺激机体产生抗体。当致病菌来袭的时候，可以对其进行特异性免疫抑制。通常原籍菌属于长期定居在肠道内的菌群，本身只能引起较低的宿主免疫反应。而事实上，人体血清中确实存在原籍菌群的天然抗体。原籍菌与外籍菌刺激机体形成的抗体，在抵抗致病菌侵袭中起到重要免疫作用。

（3）拮抗疾病

肠道菌群的拮抗作用，首先体现在对于外籍菌的生物拮抗上。肠道菌群尤其是原籍菌是肠道常居菌群，它们大多为厌氧菌，适应肠道低氧条件。在外籍菌入侵时，原籍菌通过营养物质争夺和自身对于肠道环境的适应，拮抗外籍菌的驻扎，起到保护机体、维持稳态的作用。此外，在肠道菌群动态平衡的状态下，一些可以吸收胆固醇和内毒素的菌群正常发挥作用，减少血液中胆固醇和内毒素等有毒物质的含量。双歧杆菌和乳杆菌等益生菌可以分解亚硝酸胺，起到抑癌的作用。

4. 肠道菌群的病理性改变

（1）肠道菌群失调的原因和一般诊断

随着食物的消化、吸收和排泄，肠道处于不断运动中，而肠道菌群也处于动态变化中。在一定范围内维持稳定，是保证机体健康的重要前提，同时一些生理因素也会引起肠道菌群产生一定程度的生理性变化。这里的生理因素主要包括年龄、饮食习惯等。生理性变化对机体无害，但是一旦造成肠道菌群失衡，破坏与宿主之间的稳定状态，就会导致病理性的菌群失调。

根据菌群失调的严重程度可以将其分为Ⅰ度、Ⅱ度和Ⅲ度失调。Ⅰ度菌群失调是较轻的失调，通常在诱因去除后身体可以自行恢复。Ⅱ度菌群失调属于中度菌群失调，在病因去除后，仍有一段时间为失调状态，表现为慢性病程，临床表现为慢性腹泻或者慢性肠功能紊乱。这种失调需要进行治疗，以协助患者尽快恢复肠道菌群稳态。Ⅲ度菌群失调是较为严重的失调，通常是菌群交替失调或者二次感染造成的。有害菌变为优势菌之后，引起患者严重腹泻和肠功能紊乱，且身体状况较差。常见的临床疾病包括葡萄球菌肠炎、假膜性肠炎及念珠菌肠炎。这种菌群失调需要及时进行治疗，以防危及生命。

一般认为引起菌群失调的主要原因是胃肠道疾病，例如消化道溃疡、肝炎等。抗菌药物的使用也是引起肠道菌群失调的重要原因。药物在抑制致病菌的同时也会抑制肠道的正常生理菌群，对于长期服用抗生素的患者更要注意监测肠道菌群的变化情况。此外，手术和周围环境也会引起肠道菌群失调。

菌群失调的诊断，通常可以通过特定诱因检查，比如对常见致病菌沙门菌、轮状病毒、志贺菌等的直接检测来确定失调原因。另外，通过"粪便涂片"可以快捷检查菌群的种类和分布。此外，还有一种"菌群分析"的方法，通过对粪便的稀释培养和革兰氏染色，明确细菌种类和数量。结合这些方法都可以对肠道菌群的失调作出诊断。

（2）肠道菌群与人类疾病的关系

肠道是有大量微生物共生存的复杂生态系统，除了微生物本身，它们的代谢产物在人类疾病中起到重要作用。近来很多集中于肠道菌群的研究表明，肠道菌群失调不仅是消化系统疾病，还可能与人类其他疾病密切相关。例如肠道细菌的异常繁殖可能与肠易激综合征的发生相关，而特定细菌的生长速率与Ⅱ型糖尿病密切相关。

在心血管疾病研究中，科学家发现氧化三甲胺（TMAO）与动脉粥样硬化及心脏疾病的发生直接相关。而这里提到的 TMAO 是磷酸胆碱的代谢产物，像鸡蛋、牛奶、肝脏和家禽的肉类等都富含磷酸胆碱，在肠道细菌作用下，磷酸胆碱被转化为 TMA，然后进一步代谢为 TMAO。当前研究指出，从肠道细菌入手，阻断 TMA 的生成有可能控制动脉粥样硬化症。在肾脏患者中，研究者发现，终末期肾病患者存在肠黏膜的损害,肠道菌群的结构发生重大变化,包括肠杆菌科、盐单胞菌科、莫拉菌科等在内的多个细菌构成发生明显变化。这种变化导致患者炎症反应增加,进一步损害肾脏功能。这提示我们,在肾病治疗中,联合肠道菌群的诊治也是非常必要的。

2014年,中国学者首次建立了肝硬化肠道菌群的基因谱系,阐释了肝硬化患者和健康人群中肠道菌群的种类与含量的变化,并提出28种与肝硬化密切相关的细菌菌属。肝硬化患者的肠道菌群失调与其并发症的产生密切相关。失调的肠道菌群通常会产生细菌易位,引发自发性细菌性腹膜炎。肠道菌群与结肠癌的发生有密切关系,早在1978年,就有研究人员报道,婴儿双歧杆菌可以抑制小鼠体内肿瘤的生长。此后,大量的实验证实了长期食用酸奶酪或发酵乳制品可降低结直肠癌或其他癌症的发生率。而另一方面,一些致癌物前体,经由肠道菌群代谢之后可能释放出活性致癌成分,从而促进癌症发生。

在Ⅰ型糖尿病研究中,科学家发现,补充抗菌肽CRAMP可以调节胰岛细胞抵抗糖尿病表型。研究人员还发现,Ⅰ型糖尿病大鼠体内拟杆菌含量明显高于对照大鼠,当对Ⅰ型糖尿病大鼠加以拟杆菌的抗生素处理和标准饮食治疗后,大鼠的糖尿病表型降低50%。来自俄亥俄州辛辛那提大学的兰迪·西利(Randy Seelev)提出,肠道菌群有可能成为肥胖的一个预测指标。当把肥胖小鼠的肠道菌群注射到苗条小鼠体内后,小鼠的脂肪含量大幅度升高。

在衰老和延长寿命的研究中,科学家从长寿小鼠的肠道中发现了与长寿相关的细菌:克雷伯氏菌和乳杆菌。中国学者吕苏成等也发现肠道菌群中双歧杆菌的多少与寿命的长短密切相关。

四、捍卫肠道菌群的方法

1. 合理使用微生态制剂

（1）微生态制剂的概念

在1994年德国汉堡微生态学研讨会上，微生态制剂正式被提出，这是一类用于调整微生态平衡的制剂。微生态制剂主要指是含有活菌或者死菌组分和产物的微生物制剂。肠道菌群失调可致人体许多疾病，保持肠道微生态平衡是维持人体健康所必需的。微生态制剂对于病毒性肠炎、旅游者腹泻、抗生素相关性肠炎等有积极的疗效。目前，微生态制剂的发展方向，主要包括筛选新的益生菌菌种、开发复合制剂和构建基因工程菌菌种等。

（2）微生态制剂的种类

微生态制剂主要分为益生菌、益生元和合生元三类。

益生菌（Probiotics）是指由人体有益菌组成的制剂，成分可以是益生菌的活菌、死菌、组分或产物，形式可以是液态也可以是固态。常用的益生菌菌种有双歧杆菌、乳杆菌、粪链球菌、酪酸梭菌、芽孢杆菌和布拉酵母菌。日常生活中，我们常见的益生菌形式是酸奶，例如在乳制品中添加保加利亚乳杆菌和嗜热链球菌进行乳酸发酵制成的产品。此外，市场上还有用益生菌做成的片剂、胶囊剂、栓剂、口服液等多种剂型。根据添加菌种的单一性与否，又可以将益生菌制剂分为单菌制剂和多菌制剂两大类。

益生元（Prebiotics）是指由促进体内益生菌生长的物质组成的制剂，大部分为寡糖类形式。益生元可以选择性刺激有益菌的生长，同时又不会被宿主消化吸收。它们的加入可以促进有益菌的繁殖与代谢,增加有益菌的数量。目前益生元的主要物质形式是非消化性低聚糖(NDO),包括菊糖、低聚果糖(FOS)、低聚半乳糖(GOS)、大豆低聚糖、乳果糖等。

合生元(Synbiotics)是指由益生菌和益生元组合形成的复合制剂。复合制剂并不是简单的混合,要考虑如何促进有益菌的生长、定植和增殖。此外,也可以在复合制剂中添加一些维生素、微量元素或者中草药成分。

(3) 微生态制剂的标准

随着人类对肠道微生态认识的加深,微生态制剂的应用越来越广泛。我国卫生部门对于微生态制剂制定了相应的生产标准。一个标准的微生态制剂需要满足以下要求:来源于人体的常居微生物、耐酸和耐胆汁、能黏附在人的消化道黏膜细胞上、能在人消化道定植、能影响新陈代谢、能调节免疫应答、能在生产加工和保存过程中成活并具有一定数量的细菌、能产生抗微生物的物质、无副作用和安全无害的食品或药品。目前,微生态制剂,主要用于肠道菌群失调的防治,国产品牌的生态制剂主要包括促菌生、整肠生、丽珠肠乐等。

(4) 微生态制剂的选择

在实际使用微生态制剂的时候不要随意夸大制剂的功能,例如双歧杆菌活菌类制品主要适用于缓解消化不良、腹泻、便秘等,并不能完全替代药物治愈病症。此外,双歧杆菌是厌氧菌,不易长期保存,购买时应注意产品的剂型和生产日期、保质期。

2. 合理使用抗生素

抗生素的诞生使人类疾病的治疗取得了巨大的进步,但是近年来,随着抗生素滥用,有关抗生素产生的问题也日益严峻起来。抗生素滥用引起细菌的耐药性,形成了一大批耐药菌株,同时抗生素的滥用也严重破坏了微生态的平衡。为保持机体微生态,尤其是肠道菌群的稳态,建议在使用抗生素时做到以下几点:首先,抗生素用量要适当,能用小剂量解决的问题就不要肆意加大剂量。其次,尽量使用窄谱抗生素,避免因为广谱抗生素的使用导致菌群的大量损失。最后,如果可以选择用药方式的话,尽量选择非经口用药,这样可以避免药物对胃肠道生态的损害。

3. 作息规律,平衡饮食

研究发现,小鼠肠道内菌群的组成呈昼夜周期性变化。稳定的周期变化是肠道菌群动态平衡的表现。对小鼠进行模拟时差反应处理,发现连续四周的错误时差,破坏了它们肠道菌群的周期性变化。四个月后,小鼠出现了超重和葡萄糖耐受量降低的情况。这种情况也发生在人类身上,通过检测倒时差志愿者的粪便样品,可以发现有时差反应时,粪便中与肥胖和代谢疾病相关的硬壁菌门细菌含量偏高。以上案例都说明,作息规律与肠道微生物稳态息息相关。

此外,饮食规律同样很重要,小鼠动物实验表明,肠道菌群的波动与进食时间密切相关。对于肠道菌群失调患者进行饮食调整将有助于他们的恢复。对于出现轻度腹泻的患者,建议多食用易消化的食物,同时应多餐少食,食物中要有足够的维生素以补充体内流失的养分。

4. 粪菌移植

对于经过综合治疗尚未能控制菌群失调症的患者,还可以采用一种非常措施来恢复肠道菌群,这种方法叫作粪菌移植(FMT)。

FMT 主要是利用正常人的粪便滤液、正常母乳婴儿的粪便滤液或者其他益生菌菌液灌肠到患者体内,帮助患者重建具有正常功能的肠道菌群的治疗方法。粪菌移植最早起源于 1 700 多年前的中国。《肘后备急方》记载,早在东晋时期,中医葛洪就已开始使用粪便悬液治疗食物中毒和严重腹泻。书中描述的治疗方案为"饮粪汁一升,即活"。此外,明朝医学家李时珍在《本草纲目》中也有关于粪菌移植的记载,使用新鲜粪便悬液、发酵粪便溶液、干粪或婴儿粪便可有效治疗腹痛、腹泻、呕吐、便秘等腹部疾病。

粪菌移植主要适用于病情复杂、难以治疗的病症,例如艰难梭杆菌感染(CDI)患者、炎症性肠炎(IBD)患者,或者两者并发、复发患者。有些晚期肿瘤患者也会出现严重的肠道菌群失调,但是这时候控制肿瘤扩散应为主要治疗目的,不应盲目采用粪菌移植措施。粪菌移植的一般操作步骤为:先选用健康供体来源的粪便,在患者签署知情同意书后,清洁患者肠道;然后根据实际情况,选择肠镜、胃镜、鼻胃管、鼻肠管或灌肠途径移植;最后要对患者进行随访和疗效评估。多数患者在粪菌移植治疗 1～4 天内开始起效。对于粪菌供体的选择需要排除以下情况:避免选用三个月内服用过抗生素的粪菌供体;避免使用有肝炎、结核或者其他传染病的粪菌供体;避免选用患有肠道疾病、胃肠肿瘤的粪菌供体;避免选用使用免疫抑制剂、化疗药物、毒品或者麻药的粪菌供体。

小结

肠道微生态系统是人体健康所必需的重要且复杂的生物系统,

是肠黏膜屏障的重要组成部分，但对其研究仍然有限。广泛分布于人体的微生物在千百万年的进化中与人类互惠共生，尤其是肠道微生物，其庞大的数目和基因组也为人类健康提供了很好的屏障和保护调节机制。目前的研究表明，肠道菌群结构与很多疾病相关。肠道微生态失调可能有多种因素参与，可产生与代谢、免疫、炎症、肿瘤等相关的多种病理后果。生物制剂对治疗肠道菌群失调有效，但更有效、更精确的制剂仍有待开发。通过调节肠道菌群的平衡来预防和治疗疾病，尤其是消化道疾病必将是今后很长一段时间内的研究热点和应用方向。因此，更好地了解肠道菌群与疾病之间的关系，为我们更好地保护自身健康、预防和治疗疾病提供了直接有效的方法与手段。

思考与练习

1. 肠道菌群的种类有哪些？
2. 肠道菌群的正常生理功能有哪些？
3. 简述肠道菌群与人类疾病的关系。
4. 简述粪菌移植的概念、应用以及一般操作步骤。

本章参考文献

[1] MANDAR R, MIKELSAAR M. Transmission of mother's microflora to the newborn at birth [J]. Biol Neonate, 1996, 69(1): 30-35.
[2] 岑加福, 韦其荣, 朱国胜. 微生态发酵饲料及其发展现状[J]. 当代畜牧, 2014(6): 39-43.
[3] 冯颖. 肠道微生态的维持与改善[J]. 营养健康新观察, 2009(2): 13-16.
[4] 胡旭, 王涛, 王沥, 等. 肠道共生微生物与健康和疾病[J]. 中国微生态学杂志, 2012, 24(12): 1134-1139.

[5] FRANK D N, PACE N R. Gastrointestinal microbiology enters the metagenomics era [J]. Current opinion in gastroenterology, 2008, 24(1): 4-10.

[6] LEY R E, PETERSON D A, GORDON J I. Ecological and evolutionary forces shaping microbial diversity in the human intestine [J]. Cell, 2006, 124(4): 837-848.

[7] BÄCKHED F, LEY R E, SONNENBURG J L, et al. Host-bacterial mutualism in the human intestine [J]. Science, 2005, 307(5717): 1915-1920.

[8] PALMER C, BIK E M, DIGIULIO D B, et al. Development of the human infant intestinal microbiota [J]. Plos Biol, 2007 (7): e177.

[9] 仇艳光,王江雁,米裕.肠道菌群的形成及影响因素研究进展[J].河北省科学院学报,2014,31(1): 61-65.

[10] WANG Z, ROBERTS A B, BUFFA J A, et al. Non-lethal inhibition of gut microbial trimethylamine production for the treatment of atherosclerosis [J]. Cell, 2015, 163(7): 1585-1595.

[11] 王子恺,杨云生.肠道微生物与人类疾病[J].解放军医学杂志,2012,37(12): 1168-1176.

[12] ZHAO H Y, WANG H J, LU Z, et al. Intestinal micro ora in patients with liver cirrhosis [J]. Chinese Journal of Digestive Diseases, 2004, 5(2): 64-67.

[13] CHEN Y, YANG F, LU H, et al. Characterization of fecal microbial communities in patients with liver cirrhosis [J]. Hepatology, 2011, 54(2): 562-572.

[14] CONSTANTINE I F, CHRISTOS N S, Basileios G S, et al. Role of probiotics, prebiotics and synbiotics in chemoprevention for colorectal cancer[J]. World journal of gastroenterol, 2008, 14(42): 64536457.

[15] HOARAU C, LAGARAINE C, MARTIN L, et al. Supernatant of Bifidobacterium breve induces dendritic cell maturation, activation, and survival through a Tolllike receptor 2 pathway[J]. Journal of allergy and clinical immunology, 2006, 117(3): 696702.

[16] XUE C H, ZHANG L W, LI H B, et al. Functionality of the Slayer proteins from lactobacillus in the competitive against enteropathogens infection[J]. European food research and technology, 2013, 236: 249255.

[17] MINELLI E B, BENINI A, MARZOTTO M, et al. Assessment of novel probiotic Lactobacillus casei strains for the production of functional dairy foods [J]. International dairy journal, 2004,14: 723736.

[18] LEBLANC A M, MATAR C, PERDIGóN G. The application of probiotics in cancer [J]. British journal of nutrition, 2007, 98: S105-S110.

[19] ZHANG Y C, ZHANG L W, MA W, et al. Screening of probiotic lactobacilli for inhibition of Shigella sonnei and the macromolecules involved in inhibition [J]. Anaerobe, 2012, 18(5): 498503.

[20] OHASHI Y, NAKAI S, TSUKAMOTO T, et al. Habitual intake of lactic acid bacteria and risk reduction of bladder cancer [J]. Urologia Internationalis, 2002, 68(4): 273280.

[21] TAPPY L. Metabolic consequences of overfeeding in humans [J]. Current opinion in clinical nutrition and metabolic care, 2004, 7(6): 623-628.

[22] TURNBAUGH P J, LEY R E, MAHOWALD M A, et al. An obesityassociated gut microbiome with increased capacity for energy harvest [J]. Nature, 2006, 444(7122): 1027-1031.

[23] LEY R E, TURNBAUGH P J, KlEiN S, et al. Microbial ecology: human gut microbes associated with obesity [J]. Nature, 2006, 444(7122): 1022-1023.

[24] TURNBAUGH P J, HAMADY M, YATSUNENKO T, et al. A core gut microbiome in obese and lean twins [J]. Nature, 2009, 457(7228): 480-484.

[25] VULEVIC J, RASTALL R A, GIBSON G R. Developing a quantitative approach for determining the in vitro prebiotic potential of dietary oligosaccharides [J]. FEMS microbiology letters, 2004, 236: 284-286.

[26] RASTALL R A, GIBSON G R, Gill H S, et al. Modulation of the microbial ecology of the human colon by probiotics prebiotics and synbiotics to enhance human health: An over-view of enabling science and poetential applications [J]. FEMS microbiol ecol, 2005, 52(2): 145-152.

[27] THAISS C A, ZEEVI D, LEVY M, et al. Transkingdom control of microbiota diurnal oscillations promotes metabolic homeostasis [J]. Cell, 2014, 159(3): 514-529.

[28] ALTVEŞ S, YILDIZ H K, VURAL H C. Interaction of the microbiota with the human body in health and diseases [J]. Bioscience of microbiota food and health, 2020, 39(2): 23-32.

[29] CHIN V K, YONG V C, CHONG P P, et al. Mycobiome in the gut: a multiperspective review [J]. Mediators of inflammation, 2020, 2020: 9560684.

[30] BEHERA J, ISON J, TYAGI S C, et al. The role of gut microbiota in bone homeostasis [J]. Bone, 2020, 135: 115317.

[31] MCCARVILLE J L, CHEN G Y, CUEVAS VD, et al. Microbiota metabolites in health and disease [J]. Annual review of immunology, 2020, 38: 147-170.

[32] GRESLEHNER G P. Microbiome structure and function: a new framework for

interpreting data [J]. Bioessays, 2020, 1900255.
[33] CHEN P. Gut microbiota and pathogenesis of organ injury [M]. Springer nature, 2020.
[34] TERNES D, KARTA J, TSENKOVA M, et al. Microbiome in colorectal cancer: how to get from meta-omics to mechanism? [J]. Trends in microbiology, 2020, 28(5): 401-423.
[35] GURUNG M, LI Z, YOU H, et al. Role of gut microbiota in type 2 diabetes pathophysiology [J]. EBioMedicine, 2020, 51: 102590.
[36] KAPPEL B A, FEDERICI M. Gut microbiome and cardiometabolic risk [J]. Reviews in endocrine and metabolic disorders, 2019, 20(4): 399-406.
[37] HAJJO H, GEVA-ZATORSKY N. Gut microbiota-host interactions now also brain-immune axis [J]. Current opinion in neurobiology, 2019, 62: 53-59.
[38] THOMAS R M, JOBIN C. Microbiota in pancreatic health and disease: the next frontier in microbiome research [J]. Nature reviews gastroenterology and hepatology, 2020, 17(1): 53-64.
[39] MUKHERJEE D, CHORA Â F, MOTA M M. Microbiota, a third player in the host-plasmodium affair [J]. Trends in parasitology, 2020, 36(1): 11-18.
[40] GARUD N R, POLLARD K S. Population genetics in the human microbiome [J]. Trends in genetics, 2020, 36(1): 53-67.

第九章
认识癌症

公元前400多年,被称为"西医之父"的希腊传奇医生希波克拉底在观察病例时发现肿块中伸出了许多大血管,仿佛螃蟹的腿一般。因此,他用希腊语中的螃蟹"caricinos"来命名这种疾病,转译成英语就是cancer,翻译成中文就是肿瘤或者癌症。因此,癌症也可以被戏称为"大螃蟹病"。我国古代中医将表面凹凸不平、质地坚硬如石的肿物(即较明确的恶性肿瘤)称为"岩",随着文字的演变,表示疾病的"岩"进化成了"癌"。我国古代也有对肿瘤的叙述,殷墟出土的甲骨文中已有"瘤"字。我国现存最早的医籍《内经》中就记载了不少的肿瘤类疾病。从古至今,人类一直在探索治疗癌症的方法,本部分将为大家介绍癌症的基础知识。

一、引言

人类一直没有停止试图攻克癌症的脚步。开发抗癌药物经历过三次革命：第一次是 1940 年前后出现的细胞毒性化疗药物；第二次是从 20 世纪 90 年代开始研究的"靶向治疗"，这类药物可以选择性杀死癌细胞而不影响正常细胞；第三次是免疫治疗，针对的是免疫细胞而不是癌细胞，目标是激活人体自身的免疫系统来治疗癌症。

2019 年 9 月，国家卫生健康委等 10 部门联合制定了《健康中国行动——癌症防治实施方案（2019—2022 年）》。该方案指出，"坚持预防为主、防治结合、综合施策，创新体制机制和工作模式，普及健康知识，动员群众参与癌症防治，部署加强癌症预防筛查、早诊早治和科研攻关，聚焦癌症防治难点，集中优势力量在发病机制、防治技术、资源配置、政策保障等关键环节取得重点突破，有效减少癌症带来的危害，为增进群众健康福祉、共建共享健康中国奠定重要基础"。由此可以看出国家对于防治癌症的重视。以下将从癌症的本质出发，帮助大家正确认识癌症。

二、癌症的本质

1. 肿瘤来源于正常组织

多细胞生物在进化上具备组织分化的可塑性，多数细胞都携带完整的生物体基因组，具有生长和分裂的能力。这种能力是生物体不同形态组织构成的基础。当生物体受到外界伤害的时候，可以通过细胞增殖和组织修复来恢复正常的组织形态。而另一方面，这种多样性和自主性也存在一定风险，如果某个细胞的基因发生突变就会导致组织形态的不正常，进而影响生物体的功能。

最开始人们认为癌症细胞与正常细胞的最大区别就在于是否能

够维护组织的正常形态。癌症细胞更倾向于自顾自地生长，不按照程序参与组织的形成，也不在意生物体的生存。19 世纪中后期的发育生物学的发展，让人们更好地了解了组织和复杂生物体是如何从一个受精卵发育而来的。受精卵具有发育为机体任何一种组织细胞的能力，而肿瘤并不是孤立于生物体之外的附属物，它跟正常组织一样，也是由细胞组成的。细致的组织学分析可以发现肿瘤与其周围的正常组织形态相似，只是缺乏组织性和结构性。

2. 肿瘤的分类

（1）按照是否浸润到其他组织分类

按照对于肿瘤的组织学观察，根据肿瘤是否浸润到其他组织，可将肿瘤大致分为未发生浸润的良性肿瘤和已经发生浸润的恶性肿瘤。大部分的原位瘤都是良性的，对机体没有致命伤害，但是有可能会引发一些病症。比如甲状腺瘤会引发甲状腺激素的过度释放进而导致甲状腺功能亢进。同样，垂体瘤会释放很多生长因子到循环系统中，最终导致肢端肥大症。真正致死的肿瘤是恶性肿瘤，这一类肿瘤不仅浸润周围组织，还可以经过循环系统到达远端组织，在机体的不同部位形成新的肿瘤克隆，90%的癌症致死都源于恶性肿瘤。

（2）按照组织来源分类

正如前文提到的，机体的任何细胞都有可能因为基因突变导致肿瘤形成，所以肿瘤可以来源于机体的各种组织。根据肿瘤组织来源的不同，可将肿瘤大致分为上皮肿瘤、间充质肿瘤、血液肿瘤和神经外胚层肿瘤。

大部分肿瘤来源于上皮，上皮是组织最外面一层用于保护和覆盖机体的外观规整的细胞层。上皮细胞的下面是基底膜,基底膜的下面是基质细胞。上皮细胞来源的肿瘤占据癌症致死的80%。常见的上皮肿瘤主要包括口腔上皮、食管上皮、胃上皮、小肠上皮、大肠上皮、乳腺上皮、胰腺上皮、肺上皮、肝上皮、卵巢上皮、胆囊上皮、膀胱上皮等。从上皮的发育来源看,上皮组织可以来源于内、中、外三个胚层。例如小肠、胃都来源于内胚层,卵巢上皮来源于中胚层,皮肤来源于外胚层。根据上皮细胞功能的不同又可进一步将其分为负责保护和支持组织的鳞状上皮细胞癌与负责分泌相关物质的腺状上皮细胞癌。

间充质肿瘤又可以叫作肉瘤,占据临床肿瘤的1%左右,主要来源于由中胚层发育而来的间充质细胞,例如成纤维细胞、脂肪细胞、成骨细胞、肌肉细胞等。

血液肿瘤主要是指发生在造血系统的肿瘤,主要包括白血病、淋巴瘤、骨髓瘤等。

神经外胚层肿瘤则是来源于胚胎外层细胞的肿瘤,占据临床肿瘤的1.3%左右,主要包括胶质瘤、成胶质细胞瘤、成神经细胞瘤、神经鞘瘤、成神经管细胞瘤等。

(3) 其他类型的肿瘤

还有一类肿瘤不属于以上任何一种,它们具有转分化的特点,也就是在发育过程中从最初来源的组织类型变化成其他类型的组织。例如,黑色素瘤最初来源于黑色素细胞,这种细胞起源于神经嵴,跟神经外胚层细胞类似。但是黑色素细胞最终呈现的部位是在皮肤和眼睛周围,是主要组成这些组织的色素细胞,与最开始的神经系统细胞相去甚远。另一个转分化肿瘤的例子就是小细胞肺癌,这种细胞最初来源于神经分泌细胞,但是经过发育和分化,肿瘤最终呈现为肺部的细胞,并具有了上皮细胞的特点。其实说到转分化,最新的理论认为在肿瘤发展的过程中存在一个上皮样向间充质样转化的过程。细胞由形态规整的上皮样细胞转化为梭形间充质样细胞,这样更有利于细胞离开原来的组织,侵袭到其他组织。这一个过程叫作上皮细胞-间充质细胞转分化(epithelial-mesenchymal transition,EMT)。

3. 肿瘤发生的过程

正常细胞并不是从正常状态直接转化为恶性肿瘤细胞的,在这两种极端不同状态之间,细胞经历了循序渐进的改变过程。肿瘤的发生和发展从来就是一个复杂的多步骤的过程。最开始可能发现正常组织中有一部分处于增生和肥大状态(Hyperplasia),这一部分组织与正常组织没有很大差异,只是细胞数目超出正常组织。比如在女性乳腺超声检查中,经常听到的"小叶增生"就属于肥大增生的一种,这种增生并不是肿瘤,通常与激素代谢水平相关,当然也需要随时查访,以防进一步恶化。与正常组织相近的另一种变化叫作组织转化(Metaplasia),这里说的组织转化是指本身不应该出现在某个组织的细胞出现了,这种情况往往出现在上皮组织过渡区域。在形态上,转化状态的细胞与正常细胞一样,只是破坏了原来组织的细胞组成。例如巴瑞特氏食道症(Barrett's Esophagus)就在食管和胃的连接处,可以发现正常食管鳞状上皮细胞中混有胃来源的黏液分泌上皮细胞。这种病症也不属于肿瘤,但是要预防其发展成为食道癌。进一步不正常的组织变化称为不良增生(Dysplasia),这种情况下的细胞已经出现异常,主要包括细胞核大小和形状的异常、核质比增加、分裂能力增加以及细胞质形态的变异。不良增生介于良性生长和癌变前生长之间,需要引起高度重视。进一步的不正常生长称为腺瘤(Adenoma),这种情况经常发生在上皮组织。腺瘤包含了正常上皮组织的所有细胞类型,但是这些细胞都处于过度增殖阶段,甚至可以产生肉眼可见的增生组织,但是腺瘤往往在原组织位置增殖到一定大小之后就停止生长,它有明显的组织界限。正因为腺瘤没有突破原来的组织界限,所以这种肿瘤属于良性肿瘤,如甲状腺瘤等。进一步恶性的增殖称为癌(Carcinoma),就是我们通常理解的恶性肿瘤。这种肿瘤细胞可以突破原来组织,侵入到其他组织中生长,也可以经由机体的循环系统到达远端组织,形成转移灶。

通过上述对于不同不正常增殖的描述,大家可能以为恶性肿瘤的发生是一个步骤明确的、由正常生长到增生生长再到变异生长,由良性肿瘤再到恶性肿瘤的过程。实际上肿瘤的发生和发展是一个复杂的过程,并没有明确的界限,多种不正常生长往往同时存在。

4. 影响肿瘤发生的因素

(1) 人群的影响

如果说肿瘤的发生是由细胞的突变频率决定的,那么在足够大的人群中,癌症的发生频率应该是一样的。而实际上肿瘤发生受到人群也就是区域的影响。根据 2000 年的数据统计,日本人发生胃癌的比例大概是美国人的 6~8 倍。而中国人乳腺癌的发病率仅为欧美国家的六分之一。当然即使是同一地区的人群,罹患癌症的比例也是不一样的,比如因为宗教信仰禁烟禁酒的人群罹患癌症的比例明显低于该区域的平均值。不同人群罹患癌症的比例是不同的,主要受到遗传和环境的影响。

(2)生活方式的影响

肿瘤发生除了受到人群的影响之外,还跟个人的生活方式密切相关。这是人们都已经知道的基本常识。但是最开始报道这种关联的研究,要追溯到1761年,生理学家约翰·希尔(John Hill)第一次报道,鼻癌的发生与吸食鼻烟相关。14年后,伦敦外科医生发现有很多烟囱工都容易得皮肤癌,所以他提倡工人在工作之后应立即洗澡以减少有害物质对皮肤的损伤。最受大家关注的报道是1940—1950年由两个独立研究组流行病学者提出的,重度吸烟者一生中罹患癌症的概率是不吸烟者的26倍。从此,科学家们研究了很多跟特定癌症发生相关的不良生活因素,提倡人们培养良好的生活习惯以减少癌症的发生。

(3)致癌物和诱变物

1915年,山极胜三郎(Katsusaburo Yamagiwa)首次报道了煤焦油可以引发癌症。他在实验时用煤焦油反复处理兔子的皮肤,一段时间之后发现兔子皮肤出现了癌化。这个实验直接证明了化学物质可以诱发癌症。而与之同样重要的是他第一次将实验动物引入科学研究中,为后续模式生物的应用提供了研究基础。1940年,英国化学家提纯了煤焦油中的致癌成分,并把它称为致癌物。之后很多能够诱发癌症的物质都被称为致癌物。除了化学物质,物理辐射例如X射线也可以导致癌症发生。20世纪初,科学家还发现受到病毒感染的鸡容易得白血病和肉瘤,之后一系列病毒都被发现可以引起兔子、小鼠、大鼠等模式生物发生癌症。总的来说,致癌物大致来源于三个方面,即化学物质、物理辐射和病毒感染。

与致癌物相似的一个概念是诱变物。1927年,赫尔曼·穆勒

(Hermann Muller)发现将果蝇暴露在 X 射线下,一段时间后果蝇的染色体发生了明显的变化,他称可以引起生物体基因发生变化的物质为诱变物。之后一系列物质被发现可以引起基因的紊乱,这其中包括了在一战时期使用的芥子毒气。当然之前提到的致癌物也被发现可以引起基因突变。这些观察结果让德国生物学家特奥多尔·博韦里(Theodor Boveri)开始思索,癌症的发生会不会跟基因突变相关。他在 1914 年提出这一假设,一直到 1960 年才有科学家发现慢性粒性白血病的发生与染色体的大片段异常直接相关。之后,随着研究的深入,科学家们发现几乎所有的致癌物都会诱发基因的突变,而诱变物虽可以引起基因突变,但并不全是致癌物。

三、致癌基因和抑癌基因

1. 致癌基因与病毒肿瘤学

20 世纪 70 年代,随着病毒学的发展,科学家提出病毒致瘤的概念。他们认为在机缘巧合下,逆转录病毒的基因组可插入脊椎动物基因组内。这些被称作内源性前病毒的基因,通过遗传一直存留在脊椎动物基因组中。在致癌物或者诱变物的刺激下,原本处于沉默状态的前病毒基因被激活,并开始重新形成新的病毒,然后在机体内散播,引起肿瘤的发生。然而实际上,已经确认的人体与病毒感染相关的肿瘤只有宫颈癌和肝癌两种。而且现在人们也已经知道,从 500 万年前远古灵长类动物起,人类基因组就有内源逆转录病毒的插入。但是经过不断的演化和丢失,到现在为止人类基因组的 8% 来源于逆转录病毒,但是这些残存的序列并不足以产生新的病毒。在多达

4 000 种病毒序列中,仅有几个可以保持逆转录病毒的完整性。所以有关肿瘤的发生是由于前病毒的重新激活和复制传播这一假说并不构成事实。但有意思的是,病毒相关基因确实与肿瘤的发生相关,有一些人们熟知的致癌基因就来源于病毒基因组,但是致癌基因在发挥作用时,是借助改变细胞的生物过程从而引发肿瘤的。

2. 基因转染技术和核苷酸探针杂交技术揭示致癌基因的存在

致癌物和诱变物的发现,促使人们开始关注它们共同可能作用的内源基因的变化。如果想要确定某个基因是否与癌症的发生相关,有两个技术不得不被提到:一个就是磷酸钙介导的基因转染技术,另一个是核苷酸探针杂交技术。将某个可疑的基因转入正常细胞中,然后观察细胞是否发生癌变,可以帮助发现致癌基因。但是完成这项实验探索需要三个前提条件:一是发明一种能够携带基因进入细胞的方法,二是找到适合转染的正常细胞,三是需要明确向细胞中转入的基因是什么。这项技术最终在 1972 年得以实现,实验的内容就是提取致癌物处理过的癌变细胞的 DNA 或者患者肿瘤组织的 DNA,包裹在磷酸钙为主体的介质中,将这些 DNA 转入正常小鼠来源的 NIH3T3 细胞中,然后观察细胞是否发生癌变。结果表明无论是癌变细胞还是肿瘤组织的 DNA 都可以重新使正常细胞发生癌变。这就直接证明了致癌基因的存在。

上面提到的 DNA 转染是将 DNA 的混合物一起转入细胞,发现可以产生癌变,但是这种方法并不能确定具体是哪一个基因起到了致癌的作用。这里科学家通过核苷酸探针杂交技术很快确认了病毒来源的序列是否存在于可以致癌的 DNA 中。具体来说,首先以逆转录病毒来源的核苷酸序列作为探针，检测致癌 DNA 中是否有可以与之配对杂交的对应序列。第一个被发现的致癌基因 Ras 就是采用大鼠肉瘤病毒的核苷酸序列制作为探针，在人膀胱癌来源的致癌 DNA 中发现有与之配对的序列。随后 Myc、erbB、src、kit 等病毒来源的致癌基因纷纷在人类肿瘤中被鉴定出来。

3. 致癌基因的作用方式

（1）通过增加基因复制数诱发癌症

erbB2 致癌基因被发现在很多乳腺癌基因组中复制数明显增多，基因的多复制使 erbB2 蛋白表达量增高。而 erbB2 蛋白主要在细胞水平作为表皮生长因子的受体，它的增多导致细胞处于一种最大限度接受生长因子刺激的状态，使细胞进入失控性增殖，最后导致肿瘤的发生。

（2）通过基因突变诱发癌症

通过对 H-Ras 致癌基因的测序发现，致癌基因 H-Ras 在蛋白编码区域发生了一个碱基的替换从而导致氨基酸变化，形成了一个不同于原基因的蛋白。而 Ras 基因本来负责传递细胞增殖信号，变异的 Ras 蛋白异常激活了与细胞增殖相关的基因表达，从而引起肿瘤发生。

（3）通过基因易位产生致癌蛋白

染色质的易位可以将原本在不同位置的两段序列连接在一起，从而产生新的杂合蛋白。在慢性粒性白血病中，基因易位使得位于 9 号染色体上的 Abl 基因序列和位于 22 号染色体上的 Bcr 基因序列连接在一起，新产生的蛋白 Abl－Bcr 破坏了正常蛋白 Abl 的功能，释放促进细胞增殖的信号，最终导致细胞的失控性生长。这种由于基因易位产生的融合蛋白常见于血液瘤。PML-RAR 融合蛋白见于急性早幼粒白血病；E2A-PBX1 融合蛋白是急性 B 细胞白血病的诱因；DEK-CAN 融合蛋白与急性骨髓性白血病的发生密切相关。

4. 细胞融合实验证明癌症表型是隐性遗传的

正如中国的阴阳学说一样，在生物体这样一个被严密调控的系统中，很难想象任由致癌基因作威作福的情形。所以致癌基因的对立面，必然存在一群可以约束细胞癌变的基因，也就是下文要讲到的抑癌基因。当人们利用 DNA 转染技术将癌变基因组转入正常细胞后，发现细胞可以被癌化。这很容易误导人们认为致癌基因的表型是显性的。而实际上，进一步的实验表明除了由肿瘤病毒引发的癌症，通常癌症表型都是隐性遗传的。细胞融合技术在证明这一结论时被用到。将不同的或者相同的细胞，借助融合剂聚乙二醇（PEG）或者病毒来源糖蛋白可以让两个细胞融合为一个细胞。在融合细胞中，细胞有两套核物质和两倍的细胞质。通常融合细胞是四倍体状态。根据不同细胞携带基因尤其是抗性基因的不同，可以对正确融合细胞及其子代细胞进行筛选。细胞融合可以来源于不同物种和不同分裂阶段的细胞，当科学家将正常细胞和肿瘤细胞融合在一起时，发现融合细胞丧失了形成肿瘤的能力。这也说明癌症表型本身是隐性的，间接说明正常细胞中存在控制致癌基因作用的抑癌机制。

5. Rb 抑癌基因的发现

（1）成视网膜细胞瘤的遗传学追踪以及基因杂合性的丢失

成视网膜细胞瘤（Retinoblastoma）是常见于儿童的一种由感光

受体前体细胞过度增殖引起的肿瘤。这种肿瘤多发于6~8岁儿童，临床观察发现成视网膜细胞瘤的发生可分为两种情况：一种为散发情况，另一种为家族遗传情况。散发患者通常只在单眼发现肿瘤，并且在手术后再次发生肿瘤的概率比较低。而家族遗传患者，通常两眼都发现肿瘤，术后复发概率约为散发患者的7~8倍。根据抑癌基因倾向于显性遗传的特点，只要染色体中一条染色质上的抑癌基因表达正常，就可以避免癌症的发生。所以散发的眼癌患者需要经过两次抑癌基因的突变才能引发肿瘤发生。而对于有家族遗传的眼癌患者来说，他们本身从父辈遗传获得了至少一条染色质上的抑癌基因突变，所以只要再经历一次抑癌基因突变就可以产生肿瘤。这也部分解释了眼癌家族性遗传和散发的区别。在两种遗传中，抑癌基因发生了一个相同的变化过程，那就是从杂合子突变到纯合子突变的过程。这一过程也称为基因杂合性的丢失（Loss of Heterozygosity），这一过程决定了抑癌基因全部突变失活，所以才引起肿瘤发生。基因杂合性的丢失可以通过很多形式实现，比如基因突变、染色体片段丢失、染色体错误性重组等。在1986年之前，人们对于成视网膜细胞瘤中的抑癌基因的认识都建立在假设的基础上，一直到Rb抑癌基因被成功克隆之后，人们才证实了之前对于杂合性丢失和抑癌基因失活的假设。Rb在眼癌中失活的方式主要包括基因突变和基因所在染色质片段丢失。而杂合子丢失也成为发现抑癌基因的主要方法。

（2）限制性片段长度多态性

当人们意识到在抑癌基因突变产生癌症的过程中，染色质存在一个从突变杂合子变为突变纯合子的过程，一种检验染色质杂合性的方法就应运而生，用来检测和发现新的抑癌基因。这里提到的检测方法就是限制性片段长度多态性（Restriction Fragment Length Polymorphism）检测。使用特定的酶可以将基因组酶切成不同长度的片段，跑胶可以将片段区分出来，而使用染色质特定的探针则可以反映染色质的杂合情况。当然这种方法并不能鉴定所有的杂合突变，它只对于能够产生不同酶切片段的杂合突变比较合适。总之，如果跑胶条带呈现单一情况则证明该染色质为纯合状态，而呈现两种不同长度的条带则证明有杂合突变出现的可能。通过以上检测，研究人员发现，人的 17 号和 18 号染色体经常发生突变，而进一步的实验也确实从这两个染色体上发现了很多肿瘤相关基因。

当然，抑癌基因除了因为发生突变或者片段丢失而引起功能丧失之外，后续的研究还证实，启动子的甲基化对于抑癌基因的抑制效果也很重要。当甲基化基团结合到胞嘧啶核苷酸上后，会引起启动子失活以及基因转录停止。高通量甲基化测序表明很多抑癌基因如 TIMP3、IGFBP、APC、p73 的启动子序列都被高度甲基化修饰。

6. 抑癌基因的作用方式

（1）Rb 和 p53 作为抑制细胞生长和促进凋亡分子发挥抑癌功能

Rb 基因所编码的蛋白质，其主要作用是控制细胞的增殖。通过对细胞生长和分裂的调控实现对恶性增殖的控制。所以很多肿瘤中 Rb 功能丧失后，细胞进入无节制生长状态。p53 基因编码的蛋白质，则是在检测到基因复制过程中出现修复缺陷后引导细胞进入凋亡进程的。而基因复制过程出现修复缺陷经常发生在肿瘤细胞过度、无序增殖的过程中。所以 Rb 和 p53 都是通过抑制细胞的非正常生长来发挥抑癌功能的。

（2）NF1通过负向调控致癌基因Ras发挥抑癌作用

前文提到过，致癌基因过度激活可以导致癌症发生，而一部分抑癌基因则是通过抑制致癌基因的功能起到抑癌效果的。NF1（Neurofibromin 1）基因就是通过抑制致癌基因Ras的活性来达到抑癌目的的。NF1，也就是神经纤维瘤蛋白，它的突变具有家族遗传性，可导致神经纤维瘤的发生。在作用机制上，NF1蛋白通过加快Ras结合GTP的水解来抑制Ras信号通路的活性。

（3）APC通过抑制β-catenin信号通路发挥抑癌作用

APC抑癌基因的启动子经常发现被甲基化修饰，从而导致基因表达失活，而APC失活也是结直肠癌中最常见的致癌原因。APC蛋白本身发挥作用的机制是通过调控生长信号通路中的β-catenin来实现的。具体来说，APC蛋白将GSK-3β蛋白和β-catenin蛋白结合在一起。GSK-3β可以磷酸化β-catenin蛋白，磷酸化的β-catenin蛋白会被细胞质的蛋白酶体识别并被降解掉。而APC的失活则直接导致细胞中β-catenin蛋白的聚集。β-catenin主要起到激活下游生长相关基因表达的作用。所以，APC失活会引起细胞的过度增殖，从而引发癌症。

四、肿瘤的侵袭和转移

1. 转移是癌症致死的主要原因

前文已经介绍了肿瘤的种类和发展阶段，那些没有突破原发组织界限的肿瘤，我们称之为"原位瘤"。原位瘤对机体的功能和生存影响并不大。例如原位乳腺肿瘤患者，仍旧可以保持乳房的泌乳功能。原位瘤致死只占据癌症患者死亡的10%，其余90%的肿瘤患者都是因为发生转移而致死的。所以相较于对于原位瘤的研究，对于癌症转移的研究更应该引起人们的重视。肿瘤转移（Metastasis）也就是肿瘤细胞离开原发位置，经由机体血液系统或者淋巴系统，在新的组织形成肿瘤的过程。乳腺癌患者在病程后期，通常可以在她们的脑、肝脏、骨和肺等多个器官发现转移灶。前列腺癌患者比较常见的转移灶发生在骨骼。结直肠癌患者较常见的转移灶是肝脏。

以往对于肿瘤的研究主要集中在原位瘤上，主要通过原发肿瘤组织切片以及基因过表达等方法找到与肿瘤发生相关的基因和分子机制。但是从肿瘤转移的定义上可以看出，肿瘤转移的环境和过程明显比原位瘤复杂而多变。目前，对癌症转移的研究还属于比较新的学科领域，很多问题有待解决，实验模型也有待发展。但正是因为转移是癌症致死的主要原因，我们更应该重视这一方向的研究。

2. 肿瘤转移是一个多步骤的过程

结合肿瘤转移的定义，可以将肿瘤转移大致分为以下几个步骤：首先是肿瘤细胞形成原位瘤（Primary Tumor），原位瘤通过组织浸润（Invasion）的方法侵入周围组织；然后肿瘤细胞需要借助组织内渗（Intravasation）进入毛细血管，再进入循环系统（Circulation）；之后，肿瘤细胞需要通过组织外渗重新从血管中进入新的组织（Extravasation），在新的组织形成克隆（Colonization），逐渐长成转移灶（Macro-Metastasis）。当然这一过程并不是绝对的，也不一定是按次序发生的，很多肿瘤转移可以绕过微血管介导的循环转移，直接进入动脉血管，经血液进入新的组织。接下来，将逐一讲解在一个相对完整和有序的机体中，肿瘤细胞是如何突破重重障碍完成组织间转移的。

(1) 原位瘤

原位瘤的发生受到内在基因突变和环境等诸多因素的影响。通常在原位瘤形成的初期，癌变细胞处于无序生长状态，并不受到限制，但是一旦肿瘤组织初具规模之后，限制肿瘤细胞继续增殖的因素接踵而来。首先是空间受限。虽然肿瘤细胞可以无视细胞间黏附抑制，多层生长，但是原位组织的空间终究是有限的，在达到组织边缘时，肿瘤细胞增殖受到抑制。然后是血供和氧供受限。一个细胞能够不断增殖需要血液和氧气提供必要的养分，但是正常血液和氧气供应不能满足肿瘤细胞的恶性增殖，所以肿瘤组织经常呈现低氧状态。此外，死亡的肿瘤细胞也会分泌一些促进凋亡或者促进降解的分子抑制其他肿瘤细胞的增殖。由此可以看出，肿瘤细胞要想保持在原位组织无限增殖几乎是不可能的。从进化的角度来看，肿瘤细胞是被迫突破原来的不利环境，到新的地方驻扎生长的。

(2) 组织浸润

肿瘤细胞为自己开拓新的空间，首先需要对原位组织浸润，也就是突破组织中由基质层组成的一些障碍，让肿瘤细胞自由占据整个组织，这是肿瘤转移的第一步。在平常实验室研究中通常使用小鼠来源的基底膜基质来检测细胞是否具有消化穿透基质的能力。

(3) 渗入血管

肿瘤转移进入血管的步骤叫作渗入血管，通常肿瘤细胞可以通过直接穿透原位组织的血管进入循环系统。这种穿透能力也是肿瘤细胞组织浸润能力的一种表现。在实验室研究中，将肿瘤细胞铺在血管内皮细胞上,可以发现肿瘤细胞能够穿过内皮间隙。

(4) 进入循环系统

穿透血管内皮后,肿瘤细胞进入循环系统。总的来说,循环系统对肿瘤的生存并不友好。不断流动的血液会对肿瘤细胞形成一个剪切力,破坏肿瘤细胞的生存。同时流动的环境让肿瘤细胞失去黏附能力,当细胞失去与其他基质的附着,就会进入失巢凋亡(Anoikis),肿瘤细胞也是如此。此外,血液中有很多免疫相关细胞,而肿瘤作为异质性的存在很有可能被免疫细胞攻击和吞噬。利用上皮细胞特异性的标志物(Cytokeratin),可以检测循环系统中的肿瘤细胞。研究发现,循环肿瘤细胞的数目也是非常可观的,但是真正最后能够形成转移灶的却非常少,其中循环系统的不友好环境是造成这种现象的主要原因。

(5) 渗出血管

在循环系统中存活下来的肿瘤细胞,可以顺利经过心脏,然后到达肺循环。这里还存在一个障碍,那就是来自肺毛细血管的物理阻碍。血液细胞通常直径偏小,约为 7 μm 左右,毛细血管的直径通常在 3~8 μm 左右,而肿瘤细胞的直径基本在 20 μm 左右,这还不算肿瘤细胞在转移过程中可能裹挟一些其他细胞,体积会更大。所以从物理角度来看,肿瘤细胞应该被卡在肺部毛细血管。这也能够解释为什么很多转移性肿瘤都容易在肺部形成转移灶。而实际上,确实有部分肿瘤细胞可以突破肺部毛细血管的阻碍进入其他组织。这其中的原因主要涉及细胞形态变化。当肿瘤细胞经由循环系统来到新的组织时候,它们需要渗出血管,重新进入组织。渗出血管与渗入血管基本一致,都源于它们强大的组织浸润能力。

（6）形成克隆

历经以上步骤，肿瘤细胞最终来到新的组织，可以开辟新的领域，重新生长。实际上，新的组织对于外来的肿瘤细胞同样是不友好的，肿瘤细胞本身已经完成了基本的致癌突变，而且适应了原来组织的环境。新的环境必然会与之前不同，所以肿瘤细胞需要突破新的限制才能重新进入增殖状态。克隆形成与在循环系统中存活，同样决定了肿瘤转移的效率。而克隆形成被认为是肿瘤转移过程中最为复杂和难以解释的过程。很多肿瘤细胞会在新的组织蛰伏很久才进入生长周期。在小鼠模型中，研究人员首先在体外用染料标记转移性的肝癌细胞，这种染料可以保持长时间的标记，但是随着细胞分裂，发光强度会被稀释。将标记好的细胞经过肝门静脉注射到小鼠肝脏之后，检测小鼠肝脏的染料信号发现，11 周以后，肝癌细胞仍旧没有分裂，处于休眠状态。这也说明肿瘤细胞对于环境的适应是需要一定时间的。

3. EMT 在肿瘤转移中起重要作用

转移的肿瘤细胞要获得运动和浸润能力，必须发生细胞形态的变化，由之前规整的上皮状态转变为纤维状的间充质状态，而上皮样-间充质样的转化过程叫作 EMT。EMT 概念的提出，首先源于组织观察，在肿瘤组织的边缘可以看到一部分细胞发生了形态的变化。同时 EMT 并不单纯发生在肿瘤病理过程中，早在原肠胚（Gastrulation）发育阶段外胚层细胞就向内胚胎内迁移形成中胚层，也就是之后的间充质组织。例如神经上皮细胞从神经脊迁移到胚胎间充质层就是依赖于 EMT 样的变化。

肿瘤转移过程中发生的 EMT 与胚胎早期发育的迁移以及组织

受伤后的伤口愈合都有相似的过程。而上皮样向间充质样的转变，外在是形态的变化，实际上包括表面分子在内的很多基因都发生了变化。EMT 过程中最重要的蛋白改变是细胞由表达 E 钙黏蛋白转变为表达 N 钙黏蛋白。当然，其他基因标志物例如 vimentin、twist、β-catenin 等都被用来反映 EMT 的发生。EMT 相关的细胞水平的改变主要包括细胞减少了角质蛋白的表达、上皮间连接蛋白表达降低、丧失了上皮细胞的极性。而同时，细胞获得了成纤维细胞的形态、运动能力、侵袭能力、间充质相关基因的表达以及一些跟迁移相关的基因的表达。

4. 肿瘤转移研究中亟待解决的问题

肿瘤转移作为新兴研究领域，还面临很多亟待解决的问题。其中包括肿瘤异质性的问题、肿瘤细胞是同质的还是异质的、能够发生转移的细胞本身具有什么样的特点等。还有，根据临床观察，发现特定类型的肿瘤对于转移器官具有一定的倾向性，这其中的机制又如何？肿瘤在新的组织形成克隆，需要经过一段时间的休眠期，那么休眠期又是怎么监测和定义的？如何从延长休眠期的角度来考虑癌症的治疗？当然，随着单细胞测序技术的发展以及动物模型的建立，相关问题会被逐一解决，我们也期待通过加强肿瘤转移的研究为癌症的治愈提供临床前的理论基础。

五、癌症的治疗

1. 癌症的有效治疗依赖于疾病的准确诊治

20 世纪 70 年代，科学家开始从分子水平认识癌症，尽管在癌症治疗上取得了长足的进步,但是统计数据表明,距离人类征服癌症还有很长一段路要走。从 1930 年到 2000 年的统计数据看,部分肿瘤类型如结直肠癌、胃癌、子宫癌的整体生存率有所升高,这得益于诊断和手术的进步。具体分析恶性肿瘤和癌症晚期患者会发现,这部分患者很多都发生了肿瘤转移,他们的生存率不但没有降低,反而逐年升高。例如肺癌的晚期患者的整体数目在增加,生存率也一直没有降低。

癌症治疗现状提示我们对于癌症的诊治应该从之前的显微镜观察水平深入到分子水平。在 20 世纪 80 年代对于乳腺癌患者有一套标准的治疗方案,这就是用环磷酰胺来治疗所有患者。而实际上,临床统计发现,这种治疗会导致患者罹患急性白血病的风险增加 5.7 倍。另外,2003 年对于美国乳腺癌患者的预后调查发现,针对浸润型乳腺癌患者大量使用化疗药物治疗,并没有明显提高她们的生存率。所以非常有必要在分子水平进一步细分肿瘤类型,并进行有效的靶向治疗。推动靶向治疗的是基因组测序、蛋白组测序和生物信息学的联合应用。通过激光显微镜切割,可以准确获得癌变组织和正常组织,然后对这些组织的基因和蛋白表达变化进行检测,可以帮助我们更好地认识癌症。通过数据分析可以进一步对癌症种类进行分型,同时也可以有针对地用药。目前对于乳腺癌的分子预测已经可以有效预计患者的发病进程,对于病程较轻的患者,减少化疗药物的使用可以避免化疗药物造成的副作用。同时基因分型还帮我们更好地认识了 B 细胞淋巴瘤。从分子水平上,B 细胞淋巴瘤可以分为原发性纵隔 B 细胞淋巴瘤(PMBLs)、激活性 B 细胞淋巴瘤(ABCs)和生发中心 B 细胞淋巴瘤(PMBLs)。从统计数据上看,前两类淋巴瘤的生存率明显低于后者。而进一步的生物信息学分析表明，PMBLs 和 ABCs 中有较高的 NF-KB 信号通路活性。在治疗过程中加入该信号通路的抑制剂，两类淋巴瘤的治愈效果明显变好。

2. 一般抗癌药物的治疗功能

癌症的一般治疗方法主要是针对抑制肿瘤细胞的恶性增殖来设计的，可以分为两个方向：一个是促进细胞分化。肿瘤细胞的恶性增殖往往伴随着细胞的去分化，如果可以诱导细胞重新进入分化状态，就能避免它们的恶性增殖。最成功的促进细胞分化的案例来自对急性早幼粒细胞白血病的治疗，这一工作的很大一部分由中国张振义、陈竺和陈赛娟院士在 20 世纪 90 年代完成。他们主要的发现是处于早幼粒状态的白血病细胞在反式维甲酸（ATRA）和砷剂（ATO）的诱导下，可以重新分化为正常的白细胞，从而达到治愈癌症的目的。目前经过系统的治疗，APL 患者的五年生存率可以达到 90% 以上。

另一个更为常见的方案就是促进肿瘤细胞的死亡。目前临床的一线化疗药物例如阿霉素、铂剂、紫杉醇等都是靶向处于增殖状态的肿瘤细胞，破坏它们的复制，促进它们凋亡。同样，放疗的方法也是针对产生肿瘤的部位进行物理辐射，力求促进细胞死亡。可以看出，相对于促进细胞分化的策略，化疗和放疗的方法对患者的身体损伤较大，因为除了肿瘤细胞，机体一些正常组织的细胞也有可能受到损伤。所以靶向性的治疗更应成为治愈肿瘤的主要研究方向。

3. 抗癌药物的设计要考虑到靶蛋白的功能和生物化学特性

癌症的靶向治疗已经成为目前设计抗癌药物的主要方向，在抗癌药物的设计上首先要考虑的就是靶向分子的功能。前文提到过致癌基因和抑癌基因的概念。这些基因往往一个发生突变就可以引发癌症的发生，例如Ras基因的致癌突变在90%的肿瘤中都会被发现，而致癌基因的相关转基因小鼠，也会在基因启动表达后发生肿瘤。这些功能较为强大的蛋白是设计抗癌药物的很好靶点。如果可以针对它们的突变设计药物，就能实现靶向治疗。但是单一靶向也不一定会达到持续的效果，这一点从myc致癌基因的转基因小鼠中可以看出来，抑制myc的表达可以使肿瘤开始消退，但是一段时间后20%的小鼠又复发了肿瘤。发生这种情况的主要原因，很可能是肿瘤发生的复杂性，当一条癌变通路被阻断的时候，其他补偿性的信号通路有可能被激活，然后再次引发肿瘤。癌症的这种逃逸机制将伴随癌症的整个发生发展过程，这也是在设计抗癌药物时要考虑的。

另一方面，在设计抗癌药物的时候，要考虑靶点的生物化学特性。在一般药物开发中，我们已经认识到有的靶点是可以成药的，有的是不适合成药的。而可以成药的靶点往往是那些有明确催化活性的蛋白，例如之前提到的Ras蛋白，它有一个催化口袋，也就是GTP酶活性中心。如果有效阻断这个催化中心，Ras蛋白的生化功能自然就被阻断，其致癌作用也会被抑制。我们所熟知具有明确催化功能的蛋白主要包括激酶家族成员，这些激酶都在肿瘤发展中起到重要作用，所以也是设计抗癌药物的重要靶点。

靶向抗癌药物的另一个重要研究方向，就是抗体药物的研发。抗体是能够将特异性与靶点相互结合的蛋白，它们与靶点的结合可以有效拮抗其他配体与靶点的作用，抑制靶点下游的相关信号通路。典型的临床用抗体药物是用于乳腺癌治疗的赫赛汀。在一种类型的乳腺癌患者中,她们的 HER2 受体也就是表皮生长因子受体的表达量升高,这种升高有利于肿瘤细胞更好地接受生长因子刺激,促进细胞的恶性增殖。而赫赛汀正是 HER2 的靶向抗体,可以有效拮抗 HER2 的功能,抑制肿瘤生长。抗体类抗癌药物的价格往往比较昂贵,在使用之前需要确定患者表达相应的靶点才需要使用,不能一味地开单用药。

小结

当人们有效地控制了瘟疫、流行病等导致人类大规模死亡的病症之后,癌症日益凸显为影响人类健康的主要危险因素。从 20 世纪 70 年代起,美国科学家就提出要"治愈癌症",尼克松总统也曾签署过国家议案,向癌症发起战争。这么多年过去了,尽管通过基础研究与临床应用的结合,人们对于癌症有了更加深入的认识,但是目前癌症依然威胁着人类健康。本章主要介绍了癌症研究的历史,介绍了肿瘤的本质、分型以及研究现状,讲解了如何发现致癌基因和抑癌基因、肿瘤转移的多步骤性与复杂性,并指出癌症治疗的研究方向。最艰难的事情往往需要最大的付出,期待全世界的科学家联合起来,以实际的应用效果说话,为癌症的治疗贡献自己的一份力量。

思考与练习

1. 列举肿瘤发生的几个重要步骤。
2. 肿瘤转移的过程主要包括哪些?
3. 简述 EMT 在肿瘤发生、发展中的作用。

4. 癌症的治疗方向主要有哪些?

本章参考文献

[1] AMES B N. Dietary carcinogens and anticarcinogens [J]. Oxygen radicals and degenerative diseases. Science, 1983, 221(4617): 1256-1264.

[2] PISANI P, PARKIN D M, BRAY F, et al. Estimates of the worldwide mortality from 25 cancers in 1990[J]. International journal of cancer Journal international du cancer, 1999, 83(1): 18-29.

[3] GREENLEE R T, MURRAY T, BOLDEN S, et al. Cancer statistics: 2000 [J]. CA: a cancer journal for clinicians, 2000, 50(1): 7-33.

[4] PETO J. Cancer epidemiology in the last century and the next decade[J]. Nature, 2001, 411(6835): 390-395.

[5] ALITALO K, SCHWAB M. Oncogene amplification in tumor cells[J]. Advances in cancer research, 1986, 47: 235-281.

[6] LOWY D R, WILLUMSEN B M. Function and regulation of ras. Annual review of biochemistry. 1993, 62: 851-891.

[7] ROSENBERG N, JOLICOEUR P. Retroviral pathogenesis[M]//Coffin J M, Hughes S H, Varmus H E. Retroviruses. New York: Cold Spring Harbor, 1997.

[8] ROWLEY J D. Chromosome translocations: dangerous liaisons revisited[J]. Nature reviews cancer, 2001, 1(3): 245-250.

[9] FEINBERG A P, TYCKO B. The history of cancer epigenetics[J]. Nature reviews cancer, 2004, 4(2): 143-153.

[10] FODDE R, SMITS R, CLEVERS H. APC, signal transduction and genetic instability in colorectal cancer [J]. Nature reviews Cancer, 2001, 1(1): 55-67.

[11] NELSON W J, NUSSE R. Convergence of Wnt, beta-catenin, and cadherin pathways [J]. Science, 2004, 303(5663): 1483-1487.

[12] ZHU Y, PARADA L F. Neurofibromin, a tumor suppressor in the nervous system [J]. Experimental cell research, 2001, 264(1): 19-28.

[13] TISCHFIELD J A, SHAO C. Somatic recombination redux [J]. Nature genetics, 2003, 33(1): 5-6.

[14] BIRCHMEIER C, BIRCHMEIER W, GHERARDI E, et al. Met, metastasis, motility and more[J]. Nature reviews molecular cell biology, 2003, 4(12): 915-925.

[15] CHAMBERS A F, GROOM A C, MACDONALD I C. Dissemination and growth of cancer cells in metastatic sites[J]. Nature reviews cancer, 2002, 2(8): 563-572.

[16] DOWNWARD J. Targeting RAS signalling pathways in cancer therapy[J]. Nature reviews cancer, 2003, 3(1): 11-22.

[17] KLEIN C A. The systemic progression of human cancer: a focus on the individual disseminated cancer cell — the unit of selection[J]. Advances in cancer research, 2003, 89: 35-67.

[18] Fidler I J. Seed and soil revisited: contribution of the organ microenvironment to cancer metastasis [J]. Surgical oncology clinics of North America, 2001, 10(2): 257-269, vii-viiii.

[19] RIDLEY A J. Rho GTPases and cell migration[J]. Journal of cell science, 2001, 114(15): 2713-2722.

[20] SAWYERS C L. Opportunities and challenges in the development of kinase inhibitor therapy for cancer [J]. Genes and development, 2003, 17(24): 2998-3010.

[21] GIBBS J B. Mechanism-based target identification and drug discovery in cancer research [J]. Science, 2000, 287(5460): 1969-1973.

[22] STACKER S A, ACHEN M G, JUSSILA L, et al. Lymphangiogenesis and cancer metastasis [J]. Nature reviews cancer, 2002, 2(8): 573-583.

[23] SAVAGNER P. Leaving the neighborhood: molecular mechanisms involved during epithelial-mesenchymal transition[J]. BioEssays: news and reviews in molecular, cellular and developmental biology, 2001, 23(10): 912-923.

[24] THIERY J P. Epithelial-mesenchymal transitions in tumour progression[J]. Nature reviews cancer, 2002, 2(6): 442-454.

[25] BASELGA J, ARTEAGA C L. Critical update and emerging trends in epidermal growth factor receptor targeting in cancer[J]. Journal of clinical oncology: official journal of the American Society of Clinical Oncology, 2005, 23(11): 2445-2459.

[26] SALESSE S, VERFAILLIE C M. BCR/ABL: from molecular mechanisms of leukemia induction to treatment of chronic myelogenous leukemia [J]. Oncogene, 2002, 21(56): 8547-8559.

第十章
切割基因组的"手术刀"

基因组编辑技术可以说是当前最为热门的研究领域之一。2011年，基因组编辑当选为年度实验方法；2015年，《科学》杂志评价CRISPR/Cas9基因编辑系统为年度重要突破之一。本章就来介绍一下基因组编辑技术的发展和应用。

一、引言

基因组编辑技术是利用工程化的核酸酶对基因组进行切割，并借助细胞自身的修复能力产生基因组编辑的技术。提到核酸酶，最为人熟知的是来自细菌的可以切割核苷酸的酶。根据作用底物的不同，核酸酶可以分为RNA类核酸酶和DNA类核酸酶。根据切割方式的不同，核酸酶也可以分为内切酶和外切酶。其中限制性内切酶是工程化的核酸酶，可以用来识别特异性的回环序列，主要用于分子克隆。

用于编辑基因组的核酸酶，属于工程化核酸酶的一种。它们也来源于细菌，但是经过一定的修饰和改造，可以达到靶向切割 DNA 序列的效果，所以是一种对基因组进行精确编辑的核酸酶。目前用于基因组编辑的核酸酶主要包括巨核酶（Meganucleases）、锌指核酸酶（ZFN）、转录激活效应核酸酶（TALEN）和 CRISPR/Cas9 系统。这一类核酸酶主要的作用机制是，工程化的酶特异性识别基因组特定的序列并与之结合，然后核酸酶对相应位置进行酶切割，产生双链 DNA 缺口（DSBs），在细胞自身的修复体系下，缺口会以非同源末端结合（NHEJs）或者同源重组（HR）的方式进行修复。会有一定概率造成原基因的突变（主要包括缺失突变、移码突变、终止突变等），非同源末端结合的修复会造成基因表达的缺失。另一方面当同时加入与编辑位点同源的供体模板时，可以引起同源重组突变，这种突变可以实现一段序列的定点插入。在修复的过程中可以引入随机的或者可诱导的定点突变。

二、巨核酶介导的基因组编辑技术

巨核酶也叫作归巢核酸内切酶，是可以识别 12～40 个核苷酸的一类核酸内切酶。每一种巨核酶对于底物都具有极高的特异性，同时相较于其他核酸酶，巨核酶的毒性较小。所以早在 2003 年巨核酶就被用于基因组编辑。巨核酶在发挥作用的时候，是通过左右两个单体分别识别 DNA 序列，然后通过核酸酶酶切活性剪切基因组序列的。巨核酶单体在结构上并不明显区分为 DNA 结合域结构域和核酸酶酶切结构域。其中来自 LAGLIDADG 家族的巨核酶是目前研究和应用最多的一类巨核酶。

由于巨核酶对底物的高度特异性识别，所以在选用巨核酶切割基因组的时候，并不能对基因所有位置进行切割。科学家在扩展巨核酶识别位点方面主要通过两种方法来提高巨核酶的应用范围。一是通过工程化的方法对巨核酶进行改造，但是正如之前提到的，巨核酶本身没有明显的 DNA 结合结构域，所以这对蛋白改造也造成了一些困难。二是通过蛋白结合的方法，将具有可调节识别能力的蛋白序列（例如 TAL 结构域）与巨核酶结合在一起表达。这样既能达到识别的可选择性，也可以利用巨核酶高效的酶切效率。此外，还可以将以上两种方法结合在一起，产生特异性识别的巨核酶。来自法国的研究小组结合以上两种思路对 I-CreI 进行改造，获得了超过 2000 个由 I-CreI 改造而来的巨核酶。而 Precision Biosciences 生物技术公司也可以为客户提供识别特定序列的巨核酶。

除了识别 DNA 序列范围有限之外，另一个影响巨核酶应用的方面是巨核酶的脱靶效应。虽然巨核酶本身的特性决定了它的高度特异性，但是这种对 DNA 序列的特异性识别是有一定误差的。也就是说，在巨核酶识别的序列中，如果有 1~2 个错配，巨核酶依旧可以对其进行酶切，只是切割效率相对于完美匹配稍弱一些。所以在选用巨核酶的时候，要同时考虑特异性和脱靶效应。目前巨核酶主要用于农作物的基因组修饰，主要包括玉米、大豆、水稻、棉花等。

三、锌指核酸酶介导的基因组编辑技术

锌指核酸酶介导的基因组编辑技术，主要是由工程化的锌指核酸酶来实现对于靶序列的切割。该类核酸酶由锌指蛋白和 FokI 剪

切酶组成，在实现基因组编辑的时候，需要左右两个核酸酶共同完成，通常可以识别 18 个核苷酸序列。锌指蛋白负责对序列的识别。通常一个 ZFN 由 3~4 个锌指结构域组成，每个结构域包含大约 30 个氨基酸，可以识别 3 个核苷酸。ZFN 核酸编辑技术最早在 2005 年开始被大规模用于基因组编辑技术。

相对于巨核酶的识别局限性，ZFN 具有一定的可调控性，可以较广泛地识别基因组 DNA 序列。这种可调控性，主要通过将识别不同核苷酸的锌指结构域组合在一起来实现。ZFN 的不同组合可以用于基因组编辑，接下来将举例说明 ZFN 的临床相关应用。首先是针对 HIV 患者进行 CCR5 缺失突变的基因编辑。HIV 病毒主要侵入 CD4 T 细胞，在病毒入侵的过程中，有来自 T 细胞本身的受体负责与病毒的相关膜蛋白结合，协助 HIV 病毒进入宿主细胞。CCR5 就是其中的一种。人们发现 CCR5 对 HIV 病毒入侵具有极其重要的功能，主要是因为一起偶然事件。德国一位患有白血病并携带 HIV 病毒的患者在经过骨髓移植后，白血病改善，而且体内的 HIV 病毒也消失。进一步对患者进行分析后，发现他移植的骨髓是携带 CCR5-Δ32 突变的。而 CCR5-Δ32 使 HIV 病毒不能够继续侵入宿主，所以该患者可以保持在未服用其他抗病毒治疗的情况下，两年内未检测到 HIV 病毒。这一发现证实了 CCR5 在介导 HIV 病毒侵入时的重要作用，所以科学家致力于利用基因组编辑技术，对于 HIV 患者的 CD4 T 细胞进行体外 CCR5 基因缺失编辑，之后将编辑正确的 T 细胞再输回患者体内，实现对于 HIV 的治疗。2014 年，针对 12 名 HIV 患者的临床研究结果发表在《新英格兰医学杂志》上，结果表明将 ZFN 编辑过的 T 细胞再次输回患者体内之后，在治疗期间，患者

HIV 病毒明显降低。这一技术最终用于临床还需要很多努力，但是 ZFN 介导的基因组编辑技术确实为疾病治疗提供了新的思路。目前 ZFN 的临床应用主要用于单一基因造成的疾病，例如针对 B 型血友病患者凝血因子 9 缺失的情况，可以用 ZFN 特异性在基因组某个位置引入该基因，从而治愈疾病。

同时，ZFN 的使用也有其局限性。每个锌指结构域负责识别三个核苷酸，所以说即使锌指结构域是可以随机组合的，也并不能够实现对于基因组任意位置的识别和剪切。这一方面同样可以通过基因工程的方法获得更多的锌指结构域来解决，另一方面，ZFN 在基因编辑的时候也会出现脱靶效应，也就是说 ZFN 蛋白对于错误匹配也有一定的容忍度，所以会造成对非靶向位置的剪切。针对这一情况，目前在生物技术上能够做出的技术改进主要包括以下几个方面：一是改变以 DNA 形式将 ZFN 转染到细胞的方式，而以蛋白形式直接向细胞导入 ZFN。DNA 在转染进入细胞后，有一定概率会随机插入宿主基因组，而 ZFN 的长期表达是造成它脱靶效应的一部分原因。ZFN 蛋白本身具有穿透细胞进入细胞的特性，以蛋白形式进入细胞的 ZFN 在发挥 4~6 小时的剪切功能之后会被细胞降解掉，所以会减少因 ZFN 滞留而导致的脱靶效应。二是工程化改造 ZFN 蛋白的酶切结构域，主要是将 FokI 酶改造成只能剪切 DNA 单链的 Nickase，这样可以在限制基因组编辑活性的同时减少脱靶效应。

四、转录激活效应核酸酶介导的基因组编辑技术

继 ZFN 基因组编辑技术之后，2009 年，科学家发现细菌中还存

在一种效应分子可以特异性识别 DNA 序列。当在其中加入 FokI 酶酶切结构域之后，该核酸酶就可以实现对基因组的靶向编辑，这就是转录激活效应核酸酶介导的基因组编辑技术。这项技术一出现，便受到认可，并在几个月内就有公司推出了针对基因组任一基因的 TALEN 编辑定制。那么？相较于 ZFN 编辑技术，TALEN 到底有什么优势呢？TALEN 在发挥功能时，也需要由左右两个蛋白共同完成，与 ZFN 不同的是，TALEN 的识别是由多个重复可变序列（RVDs）来完成的，每个 RVD 由 34 个氨基酸组成，可以识别 1 个核苷酸序列，多个 RVDs 组合在一起就能识别特定的基因组序列。由此不难看出，TALEN 的特异性和可调控性更好，其通过对每个核苷酸的特异性识别来完成对于整段序列的识别。这种自行组合的基因组编辑方式，使整个基因组的编辑成为可能。此外，TALEN 比 ZFN 蛋白对细胞的毒性更少。

然而，TALEN 的应用并没有想象中那么广泛，这当然与后期 CRISPR/Cas9 基因编辑的大规模使用相关。TALEN 本身在应用时有几个问题：一方面，虽然可以通过自由组合来实现对于任意序列的靶向，但是自由组合的代价是比较昂贵的，针对每个序列都需要重新合成、纯化具有活性的 TALEN 蛋白，费用相对较高。另一方面，TALEN 蛋白普遍偏大，大小超出了慢病毒以及腺相关病毒的包装能力，这对于它后期应用于临床是一种限制。

五、CRISPR/Cas9 介导的基因组编辑系统

最后一类核酸酶介导的基因组编辑系统就是由 CRISPR/Cas9

介导的基因编辑系统。这也是目前使用最为普遍、受到研究者广泛关注的基因组编辑系统。CRISPR/Cas9 最开始是在细菌中被发现的,属于细菌用来抵抗外来病毒和质粒入侵的一种自我防御方式。外源病毒或者质粒的一部分 DNA 序列会被整合到 CRISPR 的位置,然后被转录为 CRISPR RNA(crRNA),这个 RNA 可以引导 Cas9 蛋白结合到外源 DNA 上,并将外源 DNA 剪切、降解。进一步的研究发现,Cas9 蛋白在执行剪切功能的时候,主要识别的是一段被称为 PAM 的序列。2013 年,CRISPR/Cas9 基因组编辑系统被优化并被广泛应用。优化的 CRISPR/Cas9 主要包括一段引导 RNA(guide RNA)和 Cas9 蛋白。这两个成分可以由一个质粒同时表达出来,也可以由两个质粒分别表达出来,目前 CRISPR/Cas9 载体系统已相对完善。guide RNA 主要起到序列识别功能,它是一段与靶位点互补结合的序列,在选择靶点的时候要考虑发生剪切的位点是在 PAM 位置。Cas9 主要实现对于序列的切割。由于 guide RNA 的选取相对灵活,所以 CRISPR/Cas9 系统的编辑范围也是比较广泛的。同时,不同 DNA 序列的编辑只需要改变 guide RNA 的序列即可实现,所以在价格上也比其他三种核酸酶编辑技术便宜。

目前,CRISPR/Cas9 基因组编辑系统在细胞水平和动物水平的应用都相对完善,但是该系统也有一些需要改进的地方,其中最为主要的还是基因组编辑的脱靶效应。目前 CRISPR/Cas9 的脱靶效应也是影响其临床应用的主要原因。可以将 Cas9 剪切酶变成只能剪切单链的 nickase,也可以以蛋白质形式向细胞导入 Cas9 蛋白,减少该系统在细胞中的滞留时间。与之相应发展起来的是蛋白的核转染技术,目前从仪器到试剂盒都是比较成熟的。此外,还有研究表明,减少 Cas9 的用量可以部分降低脱靶效应。科学家也试图通过条件性激活的方法，调控 Cas9 的剪切活性。

六、基因组编辑技术的应用

1. 对于细胞和生物体的基因组编辑

从以上对于核酸酶介导的基因组编辑技术介绍，可以看出利用核酸酶的靶向编辑可以实现对于基因的各种形式的突变，如基因缺失、基因插入、基因倒置、基因校正，甚至染色体易位。而这些基因操作是在细胞水平检测基因功能所必需的。在研究某个基因的相关功能时，首先会考虑在细胞水平将其敲除或者过表达，然后检测细胞功能是否发生变化。这不仅对于单一基因功能的确定是有意义的，利用核酸酶介导的基因组编辑还可以实现对于所有基因的功能筛选。以 CRISPR/Cas9 为例，构建针对所有基因的特异性 guide RNA 文库，即可实现对每个基因的靶向敲除，再加上相关表型的测定，将筛选出一批功能相关的基因。这已经成为代替 shRNA 文库的功能筛选方法。

从细胞水平的基因组编辑还可以延伸到对整个生物体的基因组编辑。首先想到的是转基因生物的产生。如果在受精卵阶段对基因组进行编辑，这种基因组的改变就可以遗传到整个生物的每个细胞。CRISPR/Cas9 已成功地被用来构建转基因斑马鱼、小鼠、大鼠、猴子以及部分家畜。而且使用 CRISPR/Cas9 构建转基因动物，实验操作较传统方法简单一些，实验周期也相对较短。而另一种动物水平的基因组编辑是指对动物的某一个器官或组织进行的编辑。也可以直接在动物组织或者器官水平进行核酸酶的转染,以实现对组织器官的基因组编辑。目前小鼠核转染仪器也已经用于实验室研究。裘馨氏肌肉萎缩症(Duchenne Muscular Dystrophy)是一种遗传性的肌肉萎缩,患者体内抗肌萎缩蛋白(Dystrophin)发生突变,突变小鼠四肢肌肉呈现萎缩状态,并最终导致小鼠死亡。通过电转染的方法将校正突变基因的核酸酶导入小鼠肌肉组织后,可以改善小鼠的萎缩症状。

靶向基因组编辑技术在植物工程学中也得到了广泛的应用,例如研究人员利用 CRISPR/Cas9 技术向小麦基因组插入抗白粉菌的基因,可以大大提高后代小麦的抗病性。另外,基因组编辑技术还试图沉默致病与病虫感染相关的基因,以确保作物的健康生长。在合成生物学中,靶向基因组编辑技术也得到了重视。常见的放线菌是工业用来生产次级代谢产物的主要来源。通常放线菌对于传统的基因改造是具有抵抗性的,研究人员发现 CRISPR/Cas9 技术可以用来改造放线菌的基因组,并有助于提高产量。此外,基因组编辑技术还被用来提高酵母代谢产物的效率。

2. 治疗性的基因组编辑

最终的基础研究都是为了临床的应用,基因组编辑技术也不例外,科学家试图将在体外进行的实验最终应用于临床问题的解决。除了对 CD4 T 细胞进行体外编辑之外,利用 ZFN 对造血前体细胞的 CCR5 进行基因缺失突变也可以实现控制 HIV 病毒的效果。在 2014 年的临床一期实验中,改造的 CD4 T 细胞再次输回患者体内后被证明是安全有效的。除了部分已经进入临床试验的工作之外,小鼠模型中,也有很多验证 CRISPR/Cas9 基因组编辑的工作正在进行。例如一种被称为"先天性酪氨酸血症"的隐性遗传疾病,是由一种水解酶基因突变缺失造成的酪氨酸异常代谢疾病。在小鼠疾病模型中,研究人员向小鼠注射校正基因突变的 CRISPR/Cas9 质粒以及 DNA 模板,可以治愈小鼠的病症。

七、基因组编辑相关的社会伦理问题

针对基因组编辑的伦理争议并不是因为靶向性核酸酶编辑才产生的。起先,科学家试图在生殖细胞上进行基因组改造,就引起了很大争议,包括对胚胎干细胞的基因改造在内的诸多方面都引起了社会伦理争议。以 CRISPR/Cas9 为主的核酸酶介导的基因组编辑又一次引起伦理争议,是因为相较于传统基因操作,靶向核酸酶修改基因组更为容易和便捷。人们恐慌的是任何实验室都具备修改生物体基因组的能力,如果不加以管理和控制,可能会引发不好的后果。截至 2014 年,已有超过 40 个国家禁止对生殖细胞基因组进行编辑。2015 年,美国、英国和中国共同发起并制定了对基因组编辑的行为规范。

核酸酶介导的基因组编辑到底还存在哪些问题,特别是不安全因素呢?首先,是"脱靶效应"的问题。这种对于非靶点的剪切可能会造成不可预测的结果。尤其是如果操作对象是生殖细胞的话,后代不可控的基因组变化会带来安全隐患。根据 2015 年国际人类基因编辑峰会的提议,目前即使认为生殖细胞基因组编辑是安全的也不允许将其用于临床。从另一方面讲,用于治疗遗传疾病的生殖细胞基因组编辑又是患者所需要的。所以科学家提出,在一定情况下,应该考虑将基因组编辑技术应用于遗传疾病的治疗。但是真正要用于治疗和产生无疾病后代的时候，人们首先担心的还是核酸酶编辑引起的脱靶效应，不确定患者的后代能否得到满意的治疗效果。其次，对于基因编辑产生的后代是否会被社会歧视也是伦理学家所顾虑的。在科幻影视中，出现过关于克隆人的题材。那么与克隆人类似的经过基因组编辑的人是否也应获得相应的权利？人们是否会因为他们遗传背景的不同而歧视他们呢？

小结

靶向核酸酶介导的基因组编辑技术，不仅方便了实验室研究，更为重要的是可以用于解决临床问题。本章主要介绍了当下使用较为普遍的四种核酸酶基因编辑技术的应用和发展。当然，针对该技术在临床上的应用还存在社会伦理的争议。但是在科学研究上，从来没有一件事情是那么容易成功的。科学家应该做的是遵守伦理，在出现问题的时候，竭尽全力解决问题。相信通过全人类的共同努力，我们会享受到更多的科研硕果。

思考与练习

1. 简述四种常见的核酸酶基因组编辑技术。
2. TALEN 核酸酶如何实现对任意 DNA 序列的识别与剪切？
3. 简述 CRISPR/Cas9 编辑系统如何实现对 DNA 的识别与剪切。
4. 核酸酶基因组编辑技术有哪些应用及伦理争议？

本章参考文献

[1] BOCH J, SCHOLZE H, SCHORNACK S, et al. Breaking the code of DNA binding specificity of TAL-type Ⅲ effectors[J]. Science, 2009, 326(5959): 1509-1512.

[2] HOLKERS M, MAGGIO I, HENRIQUES S F, et al. Adenoviral vector DNA for accurate genome editing with engineered nucleases[J]. Nature methods, 2014,11(10): 1051-1057.

[3] LIU J, GAJ T, PATTERSON J T, et al. Cell-penetrating peptide-mediated delivery of TALEN proteins via bioconjugation for genome engineering [J]. Plos one, 2014, 9(1): e85755.

[4] AKOPIAN A, HE J, BOOCOCK M R, et al. Chimeric recombinases with designed DNA sequence recognition [J]. Proceedings of the National Academy of Sciences of the United States of America, 2003,100(15): 8688-8691.

[5] XIAO A, WANG Z, Hu Y, et al. Chromosomal deletions and inversions mediated by TALENs and CRISPR/Cas in zebrafish [J]. Nucleic acids research, 2013,41(14): e141.

[6] LIU J, GAJ T, YANG Y, et al. Efficient delivery of nuclease proteins for genome editing in human stem cells and primary cells[J]. Nature protocols, 2015,10(11): 1842-1859.

[7] SATHER B D, ROMANO Ibarra G S, SOMMER K, et al. Efficient modification of CCR5 in primary human hematopoietic cells using a megaTAL nuclease and AAV donor template[J]. Science translational medicine, 2015, 7 (307): 307ra156.

[8] BALTES N J, VOYTAS D F. Enabling plant synthetic biology through genome engineering [J]. Trends in biotechnology, 2015,33(2): 120-131.

[9] BEERLI R R, BARBAS C F. Engineering polydactyl zinc-finger transcription factors [J]. Nature biotechnology, 2002, 20(2): 135-141.

[10] PEREZ E E, WANG J, MILLER J C, et al. Establishment of HIV-1 resistance in CD4+ T cells by genome editing using zinc-finger nucleases [J]. Nature biotechnology, 2008, 26(7): 808-816.

[11] TEBAS P, STEIN D, TANG W W, et al. Gene editing of CCR5 in autologous CD4 T cells of persons infected with HIV[J]. The new England journal of medicine, 2014, 370(10): 901-910.

[12] CHEN S, SANJANA N E, ZHENG K, et al. Genome-wide CRISPR screen in a mouse model of tumor growth and metastasis[J]. Cell, 2015,160(6): 1246-

1260.
[13] FU Y, FODEN J A, KHAYTER C, et al. High-frequency off-target mutagenesis induced by CRISPR-Cas nucleases in human cells [J]. Nature biotechnology, 2013, 31(9): 822-826.
[14] CHAVEZ A, SCHEIMAN J, VORA S, et al. Highly efficient Cas9-mediated transcriptional programming [J]. Nature methods, 2015, 12(4): 326-328.
[15] ZHOU Y, ZHU S, CAI C, et al. High-throughput screening of a CRISPR/Cas9 library for functional genomics in human cells [J]. Nature, 2014, 509 (7501): 487-491.
[16] MILLER J C, ZHANG L, Xia D F, et al. Improved specificity of TALE-based genome editing using an expanded RVD repertoire [J]. Nature methods, 2015, 12(5): 465-471.
[17] ANDERS C, NIEWOEHNER O, DUERST A. Structural basis of PAM-dependent target DNA recognition by the Cas9 endonuclease [J]. Nature, 2014, 513(7519): 569-573.
[18] CHO S W, KIM S, KIM J M. Targeted genome engineering in human cells with the Cas9 RNA-guided endonuclease [J]. Nature biotechnology, 2013, 31(3): 230-232.
[19] YIN H, SONG C Q, DORKIN J R, et al. Therapeutic genome editing by combined viral and non-viral delivery of CRISPR system components in vivo [J]. Nature biotechnology, 2016, 34(3): 328-333.